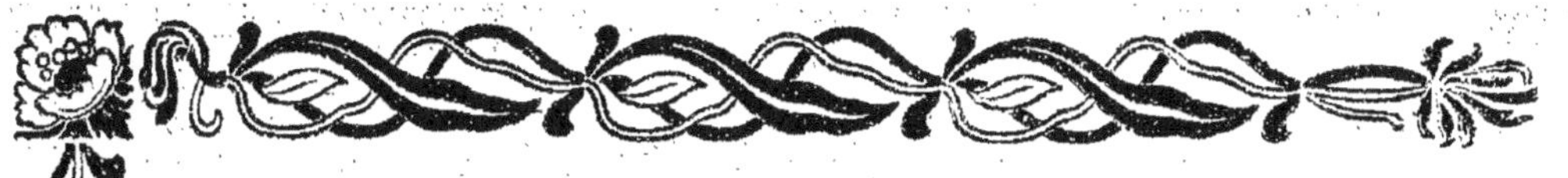

J. J. NOGIER
MÉDECIN-INSPECTEUR DE L'ARMÉE

Aide-Mémoire

DU

Médecin-Chef

ET DU

Personnel des Hôpitaux Militaires

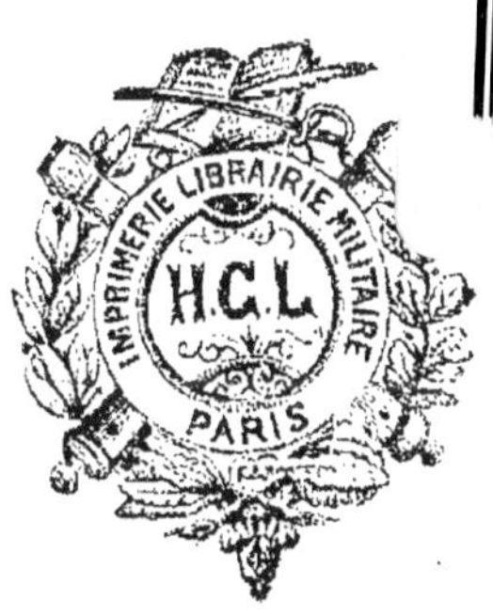

PARIS

Henri CHARLES-LAVAUZELLE

ÉDITEUR MILITAIRE

10, Rue Danton, Boulevard Saint-Germain, 118

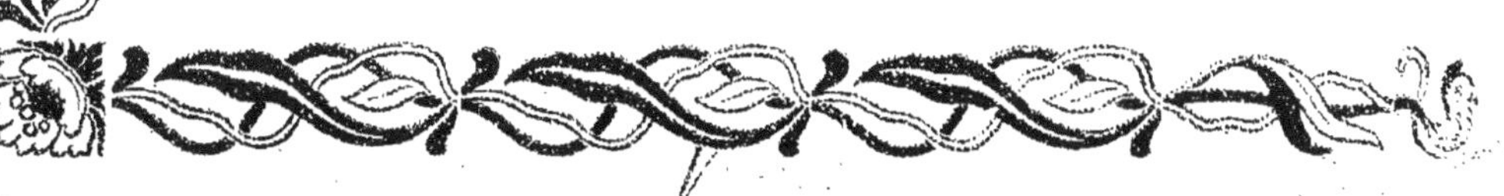

AIDE-MÉMOIRE DU MÉDECIN-CHEF

ET DU

PERSONNEL DE CES ÉTABLISSEMENTS

AIDE-MÉMOIRE DU MÉDECIN-CHEF

ET DU

PERSONNEL DE CES ÉTABLISSEMENTS

Par J. J. NOGIER

MÉDECIN-INSPECTEUR DE L'ARMÉE

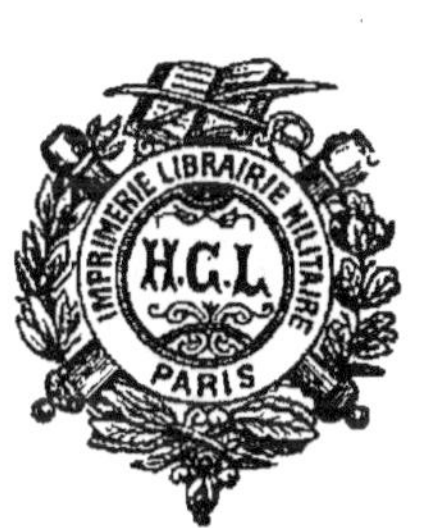

PARIS

Henri CHARLES-LAVAUZELLE

Éditeur militaire

10, Rue Danton, Boulevard Saint-Germain, 118

(MÊME MAISON A LIMOGES)

INTRODUCTION

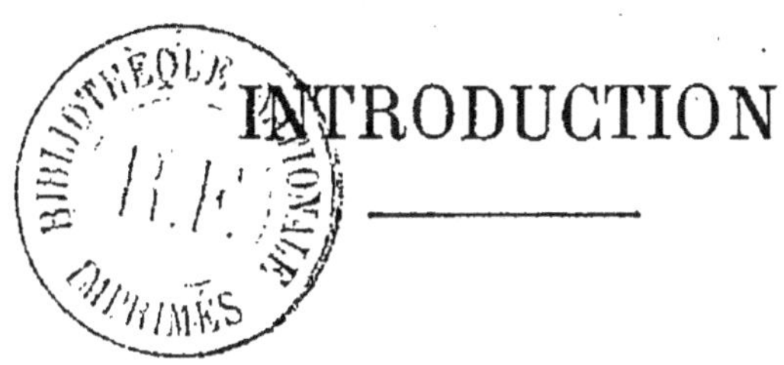

Les médecins militaires les plus expérimentés au point de vue clinique sont généralement embarrassés, quand ils ont à sortir de ce champ familier pour remplir, sans préparation spéciale, les fonctions de médecin-chef d'un hôpital militaire, parce que celles-ci se compliquent de graves questions d'hygiène et d'administration.

Il ne suffit plus, en effet, de prodiguer aux malades hospitalisés les soins de la thérapeutique que réclame leur affection; il s'agit, par de bonnes conditions hygiéniques, de les défendre contre les influences funestes d'une vie en commun; il s'agit aussi, par une bonne direction administrative, de leur donner une vie matérielle confortable et, par tous les moyens, de favorisr leur guérison, qui est le but final de l'établissement. Enfin, en seconde ligne, il s'agit encore de satisfaire aux obligations multiples imposées au service de santé de l'armée par les lois, les décrets, les règlements et par tous les autres services de l'armée.

Il y a donc dans les hôpitaux militaires à observer : d'une part, des règles techniques de thérapeutique et d'hygiène; d'autre part, des règles administratives d'ordre intérieur et d'ordre extérieur.

Nous laisserons de côté les règles de thérapeutique, attendu que ce sont des règles de l'art professionnel, qui n'ont rien de très spécial dans le service hospitalier, pour ne parler que des autres règles.

Dans les documents traitant des services hospitaliers de l'armée : tels que le règlement du service de santé de l'armée, à l'intérieur, l'aide-mémoire du médecin-chef des salles militaires dans les hôpitaux mixtes (par M. le médecin principal Billet), l'aide-mémoire de l'officier d'administration du service des hôpitaux militaires (par MM. Cardron et Lemoine), et le précis de législation militaire (par M. le médecin-major de 1re classe Boisson), les règles administratives d'ordre intérieur, ou d'ordre extérieur, sont données partout avec un soin qui ne laisse pas d'incertitude au médecin-chef. Mais il n'en est plus de même des règles techniques d'hygiène, qui importent tant au salut des malades ; ces règles sont à peu près passées sous silence, et le médecin-chef, ainsi que tout le personnel hospitalier, y sont laissés sans directrice, livrés à leurs propres inspirations.

Aujourd'hui, en effet, dans les hôpitaux de l'armée, on ne suit que des règles administratives ; des règles de police sanitaire font défaut, et cette grosse lacune n'est pas sans de sérieuses conséquences, qu'il est utile de mettre en évidence : car il ne suffit pas de faire une stricte application des règlements administratifs, pour que l'hôpital soit, par cela même, un établissement sanitaire parfait, et que le résultat final soit très satisfaisant.

La crainte qu'inspirent les hôpitaux à beaucoup de malades n'est pas sans être quelque peu fondée ; bon nombre de ces établissements, loin d'être des sanatoria répondant à l'idéal, sont, à n'en pas douter, des séjours plutôt funestes ou des foyers malsains ; et leur insalubrité n'est souvent attribuable qu'à une main-d'œuvre administrative défectueuse, qui, n'étant nulle part soumise méthodiquement aux règles de l'hygiène, sème, propage et entretient partout à son insu l'infection.

Dans les hôpitaux militaires, l'action funeste du milieu sur les malades peut, d'ailleurs, s'apprécier facilement ; elle se chiffre dans chaque établissement par la mortalité des soldats-infirmiers qui y font le service ; car les uns et les autres sont soumis à des influences communes. Le médecin-chef peut, à l'aide de ces chiffres, s'éclairer assez exactement sur le degré de salubrité de son établissement et sur sa valeur hospitalière.

Afin d'être édifié d'une façon générale sur la question, il suffit de faire une estimation semblable pour l'ensemble des hôpitaux militaires, en se basant sur la statistique médicale officielle de notre armée. On trouve dans la statistique de l'année 1898, par exemple, la dernière parue, que sur un effectif de 4.845 infirmiers militaires il y a eu 46 décès ; tandis que, pour un même effectif de présents dans les autres corps de troupe, on ne compte que 27 décès en moyenne. Si l'on tient compte de ce qu'un certain nombre d'infirmiers restent affectés au dépôt de chaque section et n'habitent pas les hôpitaux, on arrive à conclure que la mortalité des infirmiers militaires est au bas mot doublée, par ce seul fait de leur séjour dans les habitations malsaines où l'on soigne les malades. Ces différences de mortalité ne sont malheureusement pas accidentelles, elles se reproduisent chaque année ; et en campagne elles prennent des proportions plus néfastes encore, car l'histoire de nos services hospitaliers pendant les guerres a toujours été navrante.

On a beaucoup amélioré les conditions hygiéniques

des casernes depuis la guerre de 1870, le commandement
et les médecins militaires s'en sont occupés d'une façon
spéciale : les résultats ne se sont pas fait attendre, car
la mortalité de l'armée a été notablement diminuée.
Mais les crédits annuels consacrés aux bâtiments hospitaliers de l'armée sont si faibles, que rien, ou presque
rien, n'a pu être fait pour améliorer leurs conditions
hygiéniques défectueuses. Aussi, la mortalité générale
dans l'armée française reste-t-elle, jusqu'à nouvel ordre, aggravée par les influences destructives qui agis-
sent dans ses hôpitaux sur tous les militaires en traitement, au moins aussi sévèrement que sur les infirmiers,
la maladie mettant les premiers en plus mauvaise situation pour y résister.

Il n'est pas douteux que cette mortalité subirait une
nouvelle réduction le jour où les installations hospitalières pourraient être améliorées par des dotations en
rapport avec les besoins. Si, dans certains pays voisins,
tels que l'Angleterre et l'Allemagne, on est arrivé à
obtenir en temps de paix une mortalité générale dans
l'armée notablement inférieure à la nôtre, résultat que
nous ambitionnons vivement, on n'a trouvé de motif
plausible que dans la différence qui existe entre la salubrité de leurs hôpitaux et les nôtres ; la France étant
fort en retard à ce sujet, comme elle l'a été pour les
casernes.

La science contemporaine a beau être orgueilleuse de
ses progrès, nos malades militaires n'en profitent guère,
parce que les améliorations hospitalières, entravées par
une trop rigoureuse économie, ne sont naturellement
que dans les préoccupations secondaires du commandement supérieur, et celui-ci ne leur fera jamais, dans son

budget du casernement, qu'une part aussi minime que possible, si les médecins-chefs des hôpitaux ne plaident pas très chaudement cette question.

On peut objecter que les hôpitaux civils, sauf de rares exceptions, sont dans des conditions analogues, ou très souvent pires que celles des hôpitaux militaires; la chose est certaine. Il en sera ainsi tant que la France n'aura pas son Code sanitaire, comme les autres nations européennes, ou que les établissements hospitaliers ne seront pas soumis à la juridiction des conseils de salubrité départementaux, comme d'autres établissements insalubres, souvent moins dangereux pour la santé publique. Actuellement, l'autorité civile, désarmée vis-à-vis des commissions administratives d'assistance publique, ne peut que fermer les yeux sur les situations inavouables. Mais on ne saurait se déclarer satisfait d'un tel état de choses, surtout dans l'armée, où on ne peut pas oublier que, quand le soldat tombe sérieusement malade, il n'a pas comme d'autres la liberté d'opter : le séjour à l'hôpital lui est imposé, avec toutes les complications aggravantes auxquelles peut l'exposer un tel milieu lorsqu'il est mal conditionné; et il serait inhumain, en pleine paix, de l'exposer à une semblable atteinte à sa santé, alors qu'on peut y remédier d'une façon efficace, moyennant quelques dépenses relativement peu importantes, si elles sont bien appropriées.

Etant donné que les dispositions générales des bâtiments hospitaliers ne sont guère susceptibles d'être modifiées, il suffirait que les améliorations portent sur les locaux intérieurs à destinations spéciales, qui sont presque partout de construction défectueuse, et qui, pour cette raison, deviennent autant de foyers insalubres. Car il faut qu'on sache bien que ces locaux s'infectent rapidement par l'usage, si, à l'origine, ils n'ont pas été construits dans des conditions, en rapport avec leur destination spéciale, de nature à s'opposer à cette infection. Il en est de même pour le mobilier; si à chaque heure il est exposé à être infecté, il faut au moins qu'il soit facile à désinfecter. Enfin, dans le fonctionnement administratif, des règles techniques particulières d'hygiène sont partout à observer, sinon l'infection du personnel, du mobilier et des locaux est certaine, même lorsque ceux-ci sont bien conditionnés; de sorte qu'une police sanitaire intérieure a besoin d'être partout organisée rigoureusement.

Un tel programme d'améliorations s'impose dans nos hôpitaux, pour y assurer une salubrité qui leur manque. L'hygiène dans ces établissements n'est plus, comme ailleurs, simplement l'art de conserver la santé : c'est une branche importante de l'art de guérir, qui doit occuper une large place à côté de la thérapeutique. Aussi un manuel renfermant les principales règles de l'hygiène hospitalière qu'il est nécessaire d'observer, ainsi que les avis d'un professionnel expérimenté sur les devoirs du médecin-chef dans un hôpital militaire, m'avait toujours paru une œuvre désirable. J'avais, dans le cours de ma carrière, engagé plusieurs médecins à écrire un aide-mémoire sur ce sujet, ils ont été rebutés par les difficultés; et, lorsque les loisirs de la retraite sont venus, je me suis décidé à le faire moi-même.

Le plan que j'ai adopté est simple : il consiste à passer successivement en revue, dans un ordre logique, les moyens d'exécution dont dispose le médecin-chef pour accomplir le service hospitalier; et, en rappelant, chemin faisant, les règles administratives, j'indique les règles techniques courantes, qu'il convient d'observer dans l'intérêt des malades.

En exposant les conditions que doivent remplir les bâtiments d'un hôpital, ainsi que tous les locaux à destinations spéciales, je donne, sous la formule de consignes sanitaires et administratives, les règles de police sanitaire intérieure qu'il importe d'observer dans chacun de ces locaux pour sauvegarder la salubrité de l'établissement.

Enfin, je rappelle en temps et lieux les écritures à tenir, en mettant finalement en évidence, par une classification logique, leur portée et les liens rationnels qui les enchaînent.

N'ayant pas l'ambition de faire autre chose qu'un aide-mémoire, groupant méthodiquement, autour des prescriptions fondamentales du règlement du service de santé de l'armée, toutes les données autres, que ne mentionne pas ce règlement, et qui, cependant, sont utiles à connaître pour remplir les fonctions de médecin-chef dans un hôpital militaire, je me suis efforcé d'être concis. Les articles du règlement du service de santé sont rappelés simplement par leur numéro, afin d'abréger; mais les indications sont entières pour les articles des autres règlements ou instructions militaires, afin qu'on puisse s'y reporter facilement. Quant aux règles techniques, qui viennent s'ajouter aux règles administratives, les médecins militaires sont assez familiarisés avec l'évolution doctrinale de l'hygiène pour qu'il soit inutile de les justifier scientifiquement, et la pratique courante a déjà consacré la plupart d'entre elles, nous ne cherchons qu'à les vulgariser.

Ce manuel ne fait pas double emploi avec ceux qui existent, il ne vise qu'à les compléter.

Il s'adresse non seulement aux élèves de l'Ecole du service de santé militaire, aux élèves de l'Ecole d'application du Val-de-Grâce, à tous les médecins et officiers d'administration de l'armée active; mais il s'adresse aussi aux médecins et aux officiers d'administration de réserve et de l'armée territoriale; attendu que le règlement du service de santé en campagne émet, en principe, que les dispositions du service de santé à l'intérieur sont applicables dans les formations sanitaires aux armées en campagne, sauf pour certains détails, dont il précise avec soin les modifications.

POLICE SANITAIRE ET ADMINISTRATIVE

DES HOPITAUX MILITAIRES

AIDE-MÉMOIRE DU MÉDECIN CHEF

ET DU

PERSONNEL DE CES ÉTABLISSEMENTS

CHAPITRE PREMIER

ORGANISATION GÉNÉRALE DU SERVICE
DANS LES HOPITAUX MILITAIRES

Objet des hôpitaux militaires.

Le service de santé dans les hôpitaux militaires a pour objet de pourvoir au traitement des officiers et à celui des militaires en activité de service, atteints de maladies ou blessures, qui ne peuvent être soignés dans les infirmeries régimentaires. Il pourvoit aussi au traitement d'autres catégories de personnes admises à titre gratuit ou à charge de remboursement, et spécifiées par des décisions ministérielles permanentes ou éventuelles. (Art. 196, 197, 198, 199.)

Répartition des hôpitaux militaires.

La loi du 7 juillet 1877, relative à l'organisation générale des services hospitaliers de l'armée (art. 1er), établit qu'il y a en principe un hôpital militaire dans la région de chacun des corps d'armée de l'intérieur, et situé autant que possible au chef-lieu du corps d'armée.

Cet article de la loi n'a pas eu d'autre effet jusqu'ici, que de faire supprimer des hôpitaux militaires créés autrefois dans des garnisons frontières pour satisfaire aux besoins de l'organisation militaire de l'époque. La plupart des régions de l'intérieur ne sont encore desservies aujourd'hui que par des hôpitaux civils militarisés. L'absence de crédits n'a pas encore permis de créer des hôpitaux militaires dans les chefs-lieux, et l'organisation hospitalière de l'armée est restée très incomplète à ce point de vue. Avant de créer de nouveaux hôpitaux militaires, il serait d'ailleurs plus urgent d'améliorer et d'assainir les anciens qui existent, car ils laissent beaucoup à désirer.

Classification des hôpitaux militaires.

Les hôpitaux militaires permanents sont divisés en six classes, pour faciliter le règlement des affectations de personnel, de matériel, de fonds et de cautionnement, en proportion de l'importance des établissements. (Notice 11.)

Organisation intérieure des hôpitaux militaires.

Le règlement du service de santé de l'armée à l'intérieur, du 23 novembre 1889, a organisé le service dans l'hôpital, en indiquant les moyens d'exécution et le mode de fonctionnement. L'organisation administrative de ces établissements a été ainsi dotée d'excellents rouages, qui, depuis longtemps, avaient fait preuve de leur valeur.

Cependant, cette organisation, n'ayant pas été à l'origine assujettie aux règles de l'hygiène et de l'art de guérir, a le défaut de ne pas être en rapport avec l'évolution doctrinale des sciences médicales, et, à mesure que celles-ci font des progrès, les divergences s'accentuent. Ainsi, dans les hôpitaux recevant des malades de toutes les catégories, la science a constaté que l'infection du personnel, du mobilier et des locaux est incessante, et que le milieu devient par ce fait fatalement insalubre. Or, la réglementation administrative ne prévoit rien de semblable, et nulle part elle n'est en mesure de parer à cette cause grave d'insalubrité, qu'une police sanitaire bien ordonnée pourrait cependant atténuer. Des événements néfastes ont d'ailleurs trop souvent confirmé l'impuissance sanitaire d'une organisation purement administrative ; aussi, pour y remédier, par la loi du 16 mars 1882, la direction complète des hôpitaux militaires a été remise entre les mains des médecins.

Le médecin-chef d'hôpital se trouve donc, par cette loi, mis en demeure de donner à l'établissement qu'il dirige une organisation sanitaire irréprochable, en rapport avec les progrès de l'hygiène et de l'art de guérir.

Comment peut-il satisfaire à une tâche à la fois si délicate et si complexe? Une seule solution est vraiment pratique, elle est d'ailleurs applicable dans tous les hôpitaux. Elle consiste, en imitant ce qui se fait dans les industries réputées insalubres, à soumettre partout, d'une façon opportune, la main-d'œuvre administrative, aussi bien que la main-d'œuvre médico-chirurgicale, aux règles de l'hygiène ; c'est-à-dire que, dans chaque local à destination spéciale, il établira une consigne indiquant par le détail comment on doit y procéder à l'exécution du service administratif pour ne pas propager les infections. Ces consignes régleront les travaux dans tout l'hôpital d'après des principes techniques légitimes, et auront de plus l'avantage de donner des bases très précises à la fois à la police sanitaire et à la police administrative de l'établissement.

Les principaux types de ces consignes seront formulés au chapitre III, à propos de l'organisation des divers locaux à destinations spéciales.

Moyens d'exécution du service hospitalier.

Les organes de fonctionnement du service hospitalier peuvent se diviser en six groupes :

1º Le personnel ;
2º Les bâtiments et locaux à destinations spéciales ;
3º Le matériel ;
4º Les approvisionnements ;
5º Les fonds ;
6º Les écritures.

Un examen successif de ces divers moyens, dans les chapitres suivants, va faire connaître leur rôle utile dans la coopération fonctionnelle, ainsi que les conditions qu'ils doivent remplir pour satisfaire à la fois aux règles administratives et aux principes modernes de l'hygiène ou de la thérapeutique médico-chirurgicale courante.

CHAPITRE II

PERSONNEL

Catégories du personnel hospitalier.

Le personnel des hôpitaux militaires comprend en principe sept catégories de personnes :

1° Des médecins ;
2° Des pharmaciens ;
3° Des officiers d'administration;
4° Des infirmiers militaires ;
5° Des ministres des cultes ;
6° Des sœurs hospitalières ;
7° Des employés civils.

Répartition des attributions suivant les catégories.

Les travaux très variés que comporte le traitement des malades hospitalisés sont exécutés par les diverses catégories de personnes qui viennent d'être énumérées.

La division du travail se fait entre elles, comme dans une manufacture, suivant le savoir, l'intelligence et les aptitudes spéciales à chaque catégorie. Leurs attributions particulières sont définies par le règlement du service de santé, mais un peu sommairement, afin peut-être de ne pas trop limiter l'initiative et la bonne volonté des uns et des autres.

Dans un manuel se proposant de servir d'aide-mémoire aux médecins-chefs, on ne peut se dispenser de pénétrer dans le menu des attributions de ceux qui ont les principaux rôles ; car ce n'est que par une connaissance suffisante des détails qu'un chef peut diriger d'une façon ordonnée la coopération de son personnel et se mettre à la hauteur des fonctions synthétiques qui lui sont confiées.

En conséquence, ce chapitre est consacré entièrement, non seulement à énumérer les attributions qui incombent à chacune des sept catégories de personnes employées dans les hôpitaux militaires ; mais aussi à indiquer comment, dans la pratique, s'exercent leurs attributions.

PERSONNEL DES MÉDECINS.

Son organisation et son fonctionnement hiérarchique.

La loi du 16 mars 1882, sur l'administration de l'armée, a défini l'organisation hiérarchique des médecins, des pharmaciens et des officiers d'administration. Elle a établi une correspondance de leurs grades avec ceux de la hiérarchie militaire qu'il n'y a pas lieu de reproduire ici, attendu que, dans le service hospitalier, la subordination dépend de la fonction plutôt que du grade militaire.

Le personnel des médecins est appelé à remplir dans un hôpital militaire trois fonctions distinctes par le détail :

La fonction de médecin-chef;
La fonction de médecin traitant ;
La fonction d'aide-major.

MÉDECIN-CHEF

1° Comment il exerce ses attributions et ses devoirs vis-à-vis du personnel.

Autorité prépondérante dans l'hôpital.

La direction dans un hôpital militaire appartient au médecin le plus élevé en grade. Il prend le titre de médecin-chef de l'hôpital.

En cas d'absence, il est remplacé par le médecin le plus élevé en grade après lui, ou le plus ancien dans le grade.

Les attributions et les devoirs généraux du médecin-chef sont ceux d'un chef de corps, tels qu'ils sont définis par le règlement sur le service intérieur des corps de troupe. Son autorité s'étend à toutes les parties du service hospitalier, à l'exécution duquel il préside.

Il a autorité sur tout le personnel militaire et civil attaché à l'hôpital, ainsi que sur les militaires de service dans l'établissement. (Art. 138.)

Responsabilité du médecin-chef vis-à-vis des autorités supérieures.

Le médecin-chef est responsable vis-à-vis du général en chef ou du commandant d'armes, son délégué, et vis-à-vis du directeur du service de santé du corps d'armée, des soins techniques et matériels donnés aux malades, du bon fonctionnement des services, de la police sanitaire et administrative, ainsi que de la discipline générale dans l'établissement.

Il notifie au personnel de l'hôpital les ordres émanant de ces autorités supérieures et en assure l'exécution. Il veille à l'observation des ordres permanents de la place en ce qui concerne la tenue et la discipline militaires, soit à l'hôpital, soit hors de l'hôpital, et exige de tous ses subordonnés la tenue militaire dans le service intérieur de l'établissement. (Art. 135.)

Visites officielles au médecin-chef.

L'officier qui est désigné pour occuper un emploi à l'hôpital doit, à son arrivée, indépendamment des visites officielles prescrites par le règlement sur le service des places, une visite en grande tenue au médecin-chef et au chef du service dont il relève.

L'entrée en fonctions de l'officier est portée à la connaissance du personnel de l'hôpital par la voie de l'ordre.

En cas de départ de l'hôpital par mutation, l'officier doit les mêmes visites qu'à l'arrivée, mais en tenue du jour.

Au retour d'une position d'absence, ayant duré plus de huit jours, l'officier se présente en tenue du jour au médecin-chef et au chef du service dont il relève. (Art. 134.)

Notes et avancement.

Le médecin-chef tient lui-même les feuillets du personnel des médecins, des pharmaciens et des officiers d'administrations attachés à l'hôpital. (Notice 30.) Il y signale chaque semestre les emplois occupés par chacun d'eux, la manière dont ils ont satisfait à leurs obligations, et enfin tout ce qui peut être en leur faveur ou leur défaveur.

Il conserve les dossiers particuliers de chacun d'eux, ainsi que la minute des notes d'inspection générale des deux dernières années, et il transmet le tout, à chaque mutation, au directeur du service de santé du corps d'armée, avec les pièces d'archives confiées à la garde du gestionnaire.

Lors de l'inspection générale, il annote les feuilles de notes d'inspection de tout son personnel, en s'aidant des renseignements qu'il demande aux chefs des divers services.

Le médecin-chef a seul l'initiative des propositions pour l'avancement au choix dans la hiérarchie et dans la Légion d'honneur ; il se conforme à ce sujet aux instructions annuelles du Ministre de la guerre sur les inspections générales. (Art. 145.)

Permissions et congés.

Le médecin-chef peut accorder au personnel placé sous ses

ordres des permissions : dans les limites de 30 jours pour les sous-officiers et soldats ; de 15 jours, avec solde de présence, pour les officiers, lorsque le service hospitalier ne doit pas en souffrir ; et il pourvoit au remplacement des absents à l'aide du personnel dont il dispose. (Décret ministériel du 1er mars 1890, *B. O.*)

Punitions.

Les punitions à infliger aux officiers du corps de santé et aux officiers d'administration sont les mêmes que celles infligées aux autres officiers de l'armée.

Lorsque le médecin-chef a le grade d'officier supérieur, il a sur tout le personnel affecté à l'hôpital les droits disciplinaires d'un chef de corps ; c'est-à-dire qu'il peut donner un maximum de 30 jours de consigne au quartier ou de salle de police, 15 jours de prison, 8 jours de cellule aux hommes de troupe; et 30 jours d'arrêts simples aux officiers.

Lorsque le médecin-chef n'est pas officier supérieur, il a les droits disciplinaires attribués à tout officier de détachement; c'est-à-dire qu'il peut donner un maximum de 15 jours de consigne au quartier ou de salle de police, 8 jours de prison ou la réprimande aux hommes de troupe; et 15 jours d'arrêts simples aux officiers.

Les arrêts sont ordonnés par un billet cacheté, indiquant le motif de la punition.

Un compte rendu des punitions infligées est adressé chaque jour au commandant d'armes et au directeur du service de santé sur la situation-rapport (modèle 36). Le compte rendu relatif aux punitions des officiers est envoyé sous pli cacheté. (Règlement sur le service intérieur des troupes à pied, art. 131.)

Le médecin-chef tient le registre des punitions des officiers (modèle 33) et veille à leur exécution.

Lorsque les médecins, les pharmaciens et les officiers d'administration infligent des punitions à leurs sous-ordres hiérarchiques, ils en rendent compte au médecin-chef. Ces officiers rendent également compte au médecin-chef des punitions infligées aux infirmiers ; celles-ci sont notifiées au commandant du détachement, qui les inscrit sur les folios de punitions et assure leur exécution. (Art. 131.)

Pour les dettes, les demandes et réclamations relatives à son personnel, le médecin-chef a les devoirs du chef de corps, tracés par le règlement du service intérieur des troupes à pied. (Art. 137.)

Instruction du personnel.

Le médecin-chef est responsable envers le directeur du service de santé de l'instruction de son personnel.

Il préside et dirige des conférences qui doivent être faites tous les quinze jours aux médecins aides-majors, sur tous les points de la science, de la pratique et de l'administration, et il tient un registre des procès-verbaux de ces conférences.

Il invite les médecins traitants à recueillir les observations offrant un intérêt particulier, tant au point de vue des méthodes thérapeutiques et opératoires, que des circonstances spéciales qui auront accompagné une maladie ou un décès.

Toutes les fois qu'il est possible, il pratique lui-même ou fait pratiquer des autopsies cadavériques, et leurs résultats, précédés de l'observation clinique, sont consignés sur un registre spécial. Il facilite également les travaux anatomiques et les exercices de médecine opératoire, autant que les circonstances s'y prêtent. (Art. 138.)

Deux exemplaires de toutes les brochures ou des articles de presse scientifique publiés par le personnel, et les mémoires manuscrits dont les auteurs sollicitent la publication dans les *Archives de médecine et de pharmacie militaires*, sont transmis par la voie hiérarchique au Ministre de la guerre. (Direction du service de santé ; 2ᵉ Bureau.)

Par un tableau d'emploi du temps, il règle les exercices d'instruction des infirmiers de façon qu'ils soient tous familiarisés avec les manœuvres de la 3ᵉ partie de l'école de l'infirmier et du brancardier militaire.

La 1ʳᵉ et la 2ᵉ partie de l'école de l'infirmier militaire, comprenant l'instruction professionnelle et technique, ne sont enseignées qu'aux infirmiers qui font preuve d'une instruction première suffisante pour être admis au peloton d'instruction et être considérés comme candidats à l'avancement.

Il fait subir en temps opportun des examens à toutes les catégories d'infirmiers, et propose au directeur du service de santé, pour obtenir la marque distinctive du caducée et être employés spécialement au service des malades et des bureaux, ceux dont le degré d'instruction, sur la 1ʳᵉ et la 2ᵉ partie de l'école de l'infirmier, est satisfaisante.

Annuellement, au moment de l'inspection générale, il fait centraliser par le commandant du détachement les notes des médecins traitants, du pharmacien et de l'officier d'administration gestionnaire, relatives à la manière de servir des infirmiers, dans un état de proposition qu'il annote et vise, pour être transmis au médecin principal qui a la surveillance supérieure de la section d'infirmiers. Celui-ci dresse les tableaux

annuels d'avancement de la section, qui sont arrêtés par le
directeur du service de santé et soumis à l'approbation de
l'inspecteur général. (Art. 145.)

Répartition du personnel.

Le médecin-chef cumule généralement les fonctions de la
chefferie avec celles de médecin traitant d'une division (comprenant les officiers et les sous-officiers, ou un service de
chirurgie).

Il répartit ensuite les salles de malades entre les médecins
qu'il a sous ses ordres, de façon à attribuer une division de
malades à chacun d'eux, à moins qu'ils ne soient du grade
d'aide-major.

En principe, les aides-majors ne doivent pas remplir les
fonctions de médecin traitant; ils sont répartis dans les différentes divisions pour y seconder les médecins traitants dans
toutes les parties du service.

Les aides-majors d'un même hôpital, d'autre part, assurent
le service de médecin de garde. Le médecin-chef les désigne à
tour de rôle pour ce service, si leur effectif est de trois au
moins ; si leur nombre est inférieur à trois, le médecin-chef
substitue au service de garde un service de semaine. Le médecin de semaine est tenu de faire connaître le lieu où on
pourra le trouver jour et nuit, chaque fois que la situation
d'un malade réclamera sa présence à l'hôpital. Lorsqu'il n'y
a pas d'aide-major affecté à l'hôpital, les médecins traitants
concourent entre eux pour assurer le service de semaine.

Le médecin-chef donne son approbation à la répartition du
service entre les pharmaciens, qui est faite par le pharmacien
le plus élevé en grade.

Il approuve de même la répartition des officiers d'administration faite par le gestionnaire et veille au passage successif de chaque officier d'administration en sous-ordre dans
les diverses parties du service administratif de l'hôpital. (Art.
138.)

Organisation de la main-d'œuvre.

La répartition des infirmiers exige tous les soins du médecin-chef; car de cette répartition dépend la bonne organisation
de la main-d'œuvre et, par conséquent, le rendement du travail. Dans cette répartition, il doit s'inspirer de certaines
directrices, qui résultent de l'expérience professionnelle, ainsi
que du tableau A que donne le règlement du service de santé.

Les infirmiers les plus intelligents, ou les plus instruits,
doivent être employés de préférence dans les salles, près des
malades, afin d'assurer à ceux-ci des soins au moins intelligents. Les autres infirmiers ne sont affectés à des divisions de

malades que pour exécuter des corvées, et ils trouvent surtout leur emploi dans les services administratifs.

A la manière des ouvriers de manufactures, que dirigent partout des contre-maîtres, il faut que les infirmiers, même lorsqu'ils ne travaillent pas dans un même local, soient toujours groupés sous les ordres d'un gradé.

Des postes administratifs, même importants, peuvent être confiés à des infirmiers non gradés, lorsqu'ils font preuve d'intelligence, de probité et d'une bonne instruction première ; à la condition, toutefois, qu'ils soient rattachés comme les autres infirmiers à un groupe commandé par un gradé.

Emploi des gradés.

Le gradé n'est à sa place que là où il y a un groupe d'hommes à commander. Les postes qui ne comportent ni la coopération, ni la surveillance de plusieurs infirmiers, ne doivent pas être occupés par des gradés.

Le gradé doit tenir à jour, sur un carnet de poche, la situation nominative des hommes qui sont groupés sous ses ordres immédiats. Il est chargé en permanence de la tenue, de la police, de la discipline et de la surveillance de son groupe. Il indique à chacun le travail à exécuter, il fait lire à haute voix les consignes permanentes qui, dans chaque poste, règlent le travail de la journée, de façon que nul n'ignore quelle est sa tâche et comment il doit s'en acquitter. Enfin, il est responsable vis-à-vis des chefs de service de la bonne exécution du travail dans les postes occupés par son groupe.

Mutations dans les emplois.

Chaque matin, le médecin-chef est appelé à faire un rapport des mutations dans la répartition des infirmiers, selon les besoins nouveaux signalés par les médecins traitants ou par le gestionnaire ; mais la répartition fondamentale n'en sera pas troublée, s'il ne déroge pas aux principes d'organisation de la main-d'œuvre exposés ci-dessus. Lorsque, dans un hôpital, la main-d'œuvre est mal organisée et mal surveillée, on grossit en vain l'effectif des infirmiers; le rendement reste faible, les malades sont mal soignés, et l'établissement, mal tenu, devient un milieu à redouter.

Police sanitaire.

Pour que l'organisation de la main-d'œuvre soit complète, il faut évidemment que les infirmiers soient instruits, mis au courant du travail à exécuter dans le poste qu'ils occupent, et ce travail peut varier beaucoup d'un poste à l'autre.

Certains travaux ne sont pas inoffensifs ; s'ils sont exécutés sans précautions hygiéniques, les causes d'infection et d'insalubrité se multiplient dans l'hôpital, et la profession d'infirmier est alors pleine de périls. Une police sanitaire est partout nécessaire dans l'hôpital, et le *modus faciendi* des travaux que doivent exécuter les infirmiers militaires dans les locaux à destinations spéciales doit leur être indiqué en détail par des consignes placardées dans chaque poste.

Le médecin-chef organise cette police sanitaire et la main-d'œuvre de concert avec le gestionnaire ; il établit des consignes là où elles font défaut, et partout il les modifie selon les besoins de l'hygiène et de l'administration. Il conserve dans son cabinet la copie de ces consignes sur un registre spécial, afin de pouvoir se rendre compte à tout moment des conditions du travail exécuté dans chaque poste, et perfectionne les pratiques qui paraissent suspectes au point de vue sanitaire.

Par des visites fréquentes dans les postes, il s'assure que les consignes sont connues des infirmiers, que les gradés font faire à haute voix la lecture de ces documents aux infirmiers nouveaux venus dans un poste, en particulier aux réservistes et aux territoriaux, dont l'instruction se fait alors facilement par la pratique, en les employant dans le service journalier.

Placards et consignes.

Le médecin-chef met son visa sur toutes les consignes que doivent observer les malades ou les infirmiers et toutes les personnes placées sous ses ordres.

Il soumet au visa du commandant d'armes tous les placards, qui, comme la consigne du concierge et celle des détenus, doivent être imposées indistinctement à tous les militaires de la garnison venant à l'hôpital pour un motif quelconque. (Art. 140.)

Ordonnances des officiers.

Le médecin-chef accorde des infirmiers comme soldats-ordonnances à tous les officiers de l'hôpital qui ne sont pas montés, en s'assurant que ces désignations ne nuisent pas au fonctionnement du service de l'hôpital.

Quant à ceux des officiers qui sont pourvus de montures réglementaires, l'ordonnance leur est fournie par l'escadron du train des équipages militaires, dans les conditions communes aux officiers sans troupe montés, sur une demande adressée par la voie du médecin-chef au général commandant le corps d'armée. (Art. 136.)

2° Comment il exerce ses attributions et ses devoirs vis-à-vis des malades.

Responsabilité personnelle des soins techniques et matériels.

Le médecin-chef, sous sa responsabilité personnelle, donne,

ou fait donner aux malades, par ses subordonnés, non seulement les soins médicaux et chirurgicaux que comporte leur état de santé, mais encore tous les soins matériels que permettent les règlements du service de santé et les ressources hospitalières.

Il satisfait à ces importantes opérations en exécutant les prescriptions du règlement du service de santé à l'intérieur, où se trouvent prévus et organisés tous les rouages qui, dans un hôpital, permettent de pourvoir chaque division de malades du personnel, des locaux, du mobilier, des vêtements, des aliments, des médicaments et des objets de pansements correspondant aux besoins de chaque jour. Il doit constamment veiller à l'entretien de ces rouages, à leur fonctionnement et à leur coopération efficace, par les rapports journaliers et par des rondes fréquentes dans tous les services de l'hôpital.

Rapport journalier.

Le médecin-chef réunit tous les matins au rapport (d'ordinaire à 9 heures) les médecins traitants, le pharmacien et l'officier d'administration gestionnaire.

Il reçoit le registre des rapports du médecin de garde (modèle 38) et les situations-rapports (modèle 34), par lesquels il est rendu compte de la façon dont les différents services de l'hôpital ont fonctionné dans les dernières vingt-quatre heures. S'il constate des défectuosités dans ce fonctionnement, il donne immédiatement les ordres nécessaires pour y remédier.

Il statue ensuite sur les punitions, les permissions, les congés et les mutations du personnel ; il modifie la répartition des infirmiers de façon à faire face aux nouveaux besoins de chaque division et règle séance tenante toutes les questions relatives soit au bon fonctionnement de chaque service, soit à l'administration de l'hôpital.

Il inscrit ses décisions sur le registre des rapports journaliers ; elles sont ensuite tranmises à tout le personnel intéressé, avec les ordres émanant de l'autorité militaire et du directeur du service de santé.

Les médecins traitants signalent au médecin-chef les maladies graves, les hésitations dans le diagnostic et dans les traitements. S'il le juge opportun, il convoque les médecins de l'hôpital en consultation près des malades douteux ou sérieusement atteints, aussitôt après le rapport.

Il s'informe s'il y a des entrants suspects d'affections très contagieuses, s'ils ont été isolés, si on a usé des désinfections et de toutes les précautions voulues contre la propagation de ces affections.

Il se fait rendre compte de la marche des épidémies, des circonstances qui les aggravent ; il se fait remettre tous les cinq jours un bulletin récapitulatif pour chaque épidémie régnante, et il l'adresse au Ministre de la guerre par la voie du directeur du service de santé.

On lui fournit chaque jour la liste des malades dont la vie est en danger, et il fait adresser à la famille, par le gestionnaire, un avis télégraphique. (Art. 280 *bis*.)

En cas de décès, il informe le commandant d'armes, ainsi que la famille (art. 280 *bis*), et, s'il y a lieu, il ordonne la nécropsie, en y convoquant les autres médecins.

Rondes de surveillance.

Le médecin-chef fait des rondes fréquentes dans tous les services de l'hôpital, en particulier dans les salles de malades, pour s'assurer par lui-même du bon fonctionnement et de la bonne exécution des détails. Sa vigilance s'exerce spécialement sur la propreté des hommes, des locaux, du mobilier ; sur les conditions de l'hygiène et des soins dont on entoure les malades. Il s'informe auprès d'eux de leurs désirs et de leur état de santé.

Envoi des curables en convalescence ou aux eaux thermales.

Le médecin-chef veille à ce qu'on ne retienne pas à l'hôpital les militaires dont la guérison est complète et qui sont en état de rejoindre leur corps.

Il se fait présenter les malades dont le séjour à l'hôpital se prolonge ; il s'occupe des moyens de traitement qui sont susceptibles de hâter la guérison. (Art. 266 et 270.)

Il propose les uns pour faire usage des eaux thermales (art. 332 à 355) ; les autres pour des congés de convalescence (art. 272, 273, 274), en s'assurant, toutefois, qu'ils peuvent trouver dans leurs foyers des conditions favorables à un complet rétablissement ; sinon, ils sont dirigés sur un dépôt de convalecents.

Devoirs envers les infirmes, les incurables et les aliénés.

Le médecin-chef statue sur les malades qui ne peuvent reprendre du service militaire et qu'il convient de présenter à la commission départementale de réforme, soit pour un congé de réforme temporaire, soit pour un congé définitif, soit enfin pour une retraite. (Art. 275, 276, 277.)

Il examine la valeur des certificats d'origine que possèdent les infirmes ou les incurables. Lorsqu'il le juge opportun, il fait une démarche près du chef de corps pour obtenir la délivrance d'un certificat d'origine, ou, à défaut de ce certificat, il provoque un rapport d'enquête, permettant d'établir l'origine et la filiation de certaines infirmités graves, susceptibles d'ouvrir des droits légitimes à une gratification temporaire ou renouvelable, ou enfin à une pension de retraite.

Il adresse au général commandant la subdivision territoriale toutes ses propositions ; si elles sont acceptées, il fait préparer les dossiers et établir avec tout le soin désirable les certificats prescrits (notice 5), portant les conclusions spéciales que comporte chaque cas particulier.

Quand un malade est atteint d'une affection mentale, il adresse au général commandant la subdivision territoriale une demande de transfert et d'internement dans un asile d'aliénés, en y joignant un certificat de visite et de contre-visite, un rapport médical du médecin traitant et un état signalétique et des services, réclamé d'urgence au corps d'origine. (Notice 15.)

Etat mensuel des séjours prolongés au delà de trois mois.

Le médecin-chef rend compte de ces opérations multiples, le 1er de chaque mois, sur un état (modèle 62) des militaires et marins en traitement depuis plus de trois mois, qu'il adresse au directeur du service de santé, pour être transmis au ministère de la guerre et de la marine. (Art. 271.)

Discipline des malades.

Tout malade traité dans un hôpital militaire est temporairement soumis à l'autorité immédiate du médecin-chef.

Le droit de punir est suspendu pour les gradés en traitement à l'hôpital. Ceux qui ont à se plaindre d'un inférieur malade, ou appartenant au personnel de l'hôpital, s'adressent à l'infirmier-major de la division, et, s'ils sont du grade d'officier, ils s'adressent au médecin-chef. Si le médecin-chef ne croit pas devoir prononcer une punition demandée par un officier, il en rend compte au commandant d'armes, qui statue. (Art. 247.)

Des punitions peuvent être infligées aux malades par le médecin-chef ou par les médecins traitants. La consigne est subie à l'hôpital, et le malade n'est transféré à la salle des consignés que si sa santé n'a pas à en souffrir ; le médecin-chef en fixe la durée. Les punitions autres que la consigne sont subies à la sortie de l'hôpital ; elles sont notifiées, pour les hommes de troupe, par le médecin-chef au commandant d'armes, qui les transmet au corps pour exécution.

Lorsqu'un officier en traitement à l'hôpital s'est mis dans le cas d'être puni, le médecin-chef adresse une demande de punition au commandant d'armes, qui statue. (Art. 251.)

Malades détenus.

Bien que les détenus et consignés ne soient pas confiés à la garde du médecin-chef, il doit veiller à ce qu'il ne se passe rien de contraire au bon ordre dans les salles où ces malades sont traités ; et il doit rendre compte, à l'autorité militaire de la place chargée de cette garde, des irrégularités qu'il constate et auxquelles il ne peut lui-même remédier.

Toute communication avec les détenus est prohibée ; ils ne peuvent recevoir de visite que sur une autorisation spéciale du commandant d'armes.

La promenade des détenus est réglée par le commandant d'armes, sur la proposition du médecin-chef.

Quand un détenu est atteint d'une affection susceptible d'entraîner la réforme, le médecin-chef en informe l'autorité militaire, qui en réfère au Ministre de la guerre.

En cas de décès d'un détenu, l'inhumation ne peut avoir lieu sans que, sur l'avis donné par le médecin-chef, un agent pénitentiaire soit venu constater l'identité du détenu décédé.

A la sortie de l'hôpital, les détenus sont remis entre les mains de l'autorité militaire, contre un reçu délivré au gestionnaire. (Art. 319 à 331.)

Evasions.

Le médecin-chef a la garde des militaires hospitalisés, et il lui appartient de prendre toutes les dispositions nécessaires pour mettre obstacle aux sorties non autorisées et aux évasions. En cas d'évasion, il fait une enquête où il appelle toutes les personnes qu'il juge utile d'entendre. Il fait aviser dès la première heure le commandant d'armes et lui adresse ensuite son rapport d'enquête, signé par toutes les parties intervenues, dans lequel il indique, d'une part, les effets appartenant au service de santé que l'évadé a emportés, d'autre part, ceux qu'il a laissés, lui appartenant ou appartenant au corps dont il fait partie. (Art. 278, 279 et 462.)

Admissions.

Les conditions d'admission des malades à l'hôpital, au compte du service de santé ou à charge de remboursement, sont définies par le règlement du service de santé à l'intérieur. (Art. 196, 197, 198, 199, 200, 201 et 202.) (Note minist. du 14 janvier 1887, *B O.* r., p. 99 ; Instr. minist. du 26 janvier 1895, p. 62 ; Dép. minist. manuscrite du 6 mars 1897.)

Ces conditions sont résumées dans les tableaux suivants :

I. Enumération et classement hospitalier suivant le grade des personnels admis à titre gratuit et remboursable.

PERSONNELS.	OFFICIER GÉNÉRAL.	OFFICIER SUPÉRIEUR.	OFFICIER SUBALTERNE.	SOUS-OFFICIER.	CAPORAL OU SOLDAT.
De l'état-major. De l'infanterie. De l'artillerie. Du génie. Du train des équipages. Des troupes d'administration. (1)	Général de division. Général de brigade. (1)	Colonel. Lieutenant-colonel. Chef de bataillon. Chef d'escadron. Major. (1)	Capitaine. Lieutenant. Sous-lieutenant. Chef de musique. Élève de Saint-Cyr. Élève de Polytechnique. (1)	Élève de Saint-Maixent. Élève de Saumur. Élève de Versailles. Élève de Vincennes. Adjudant. Sous-chef de musique. Sergent-major. Sergent fourrier. Brigadier fourrier. Gendarme gradé. Gendarme non gradé. Garde républicain gradé. Garde républicain non gradé. (1)	Caporal. Brigadier. Soldat. Enfant de troupe. (1)
Du contrôle de l'administration de l'armée. (1)	Contrôleur général de 1re classe et de 2e classe. (1)	Contrôleur de 1re classe. Contrôleur de 2e classe. Contrôleur adjoint. (1)			
De l'intendance militaire. (1)	Intendant général. Intendant. (1)	Sous-intendant de 1re classe. Sous-intendant de 2e classe. Sous-intendant de 3e classe. (1)	Adjoint à l'intendance. Attaché de 1re classe. Attaché de 2e classe. (1)		
Du corps de santé militaire. (1)	Médecin inspecteur général. Médecin inspecteur. Pharmacien inspecteur. (1)	Médecin principal de 1re classe. Pharmacien principal de 1re classe. Médecin principal de 2e classe. Pharmacien principal de 2e classe. Médecin-major de 1re classe. Pharmacien-major de 1re classe. (1)	Médecin-major de 2e classe. Pharmacien-major de 2e classe. Médecin aide-major. Pharmacien aide-major. Élève de l'École du service de santé militaire de Lyon. (1)	Médecin auxiliaire. Pharmacien auxiliaire. (1)	

(1) Appartenant aux cadres de l'armée active, à la 2e section du cadre de territoriale et convoqué pour une campagne ou une période d'exercice. réserve de l'état-major général; à la réserve de l'armée active ou à l'armée

PERSONNELS.	OFFICIER GÉNÉRAL.	OFFICIER SUPÉRIEUR.	OFFICIER SUBALTERNE.	SOUS-OFFICIER.	CAPORAL OU SOLDAT.
Des officiers d'administration : De l'état-major. De l'artillerie. Du génie. De l'intendance. Du service de santé. De la justice militaire. (1)		Officier d'administration principal. Contrôleur d'armes principal de 1re classe. (1)	Officier d'administration de 1re classe. Officier d'administration de 2e classe. Adjoint de 1re classe. Adjoint de 2e classe. Contrôleur d'armes principal de 2e classe. Contrôleur d'armes de 1re classe. Contrôleur d'armes de 2e classe. (1)	Adjudant élève d'administration. Commis-greffier. Agent principal. Sergent huissier. Sergent surveillant. Ouvrier d'état. Chef armurier. Artificier. Gardien de batterie. Portier-consigne. Concierges des quartiers généraux. (1)	Ouvriers d'artillerie immatriculés. (1)
Des aumôniers.			Aumônier militaire.		
Des interprètes militaires.		Interprète principal.	Interprète titulaire : de 1re classe. de 2e classe. de 3e classe.	Interprète auxiliaire : de 1re classe. de 2e classe.	
De la télégraphie militaire.		Directeur. Sous-directeur.	Chef de section. Sous-chef de section. Chef de poste.	Télégraphiste. Chef d'équipe.	Maître ouvrier. Ouvrier.
Des poudres et salpêtres.	Inspecteur général.	Ingénieur en chef. Ingénieur de 1re classe.	Ingénieur de 2e classe. Sous-ingénieur. Elève ingénieur.		
De l'administration centrale de la guerre.		Chef de bureau. Sous-chef de bureau.	Rédacteur. Expéditionnaire.	Gardien de bureau. Huissier.	Autres emplois.

(1) Voir la note de la page précédente.

II. Enumération et classement hospitalier suivant le grade des personnels admis à titre remboursable.

PERSONNELS.	OFFICIER GÉNÉRAL.	OFFICIER SUPÉRIEUR.	OFFICIER SUBALTERNE.	SOUS-OFFICIER.	CAPORAL OU SOLDAT.
Des troupes coloniales et du régiment des sapeurs-pompiers de Paris.	Général de division. Général de brigade.	Colonel. Lieutenant-colonel. Chef de bataillon. Chef d'escadron. Major.	Capitaine. Lieutenant. Sous-lieutenant. Chef de musique.	Adjudant. Sous-chef de musique. Sergent-major. Sergent fourrier. Brigadier fourrier. Ouvrier d'état. Chef armurier. Chef artificier. Gendarme gradé. Gendarme non gradé.	Caporal. Brigadier. Ouvrier d'artillerie. Enfant de troupe.
Militaires des douanes.		Directeur. Inspecteur. Sous-inspecteur.	Capitaine. Lieutenant.	Brigadier. Sous-brigadier. Préposé. (1)	
Du corps des chasseurs forestiers.		Conservateur. Inspecteur.	Inspecteur adjoint. Garde général. Garde général stagiaire. Elève de Nancy.	Brigadier. Préposé forestier.	Garde
De la trésorerie et des postes. (2)	Payeur général. (2)	Payeur principal. Payeur particulier. (2)	Payeur adjoint. Commis payeur. (2)	Gardien de caisse. Gardien de bureau. (2)	
Du service des chemins de fer et des sections techniques. (3)		Directeur. Commandant de section. Chef de service. (3)	Sous-chef de service. Employé principal. (3)	Employé. Chef ouvrier. Sous-chef ouvrier. (3)	Ouvrier. (3)
De l'administration centrale de la marine.	Directeur. Administrateur des invalides.	Sous-directeur. Chef de bureau. Sous-chef de bureau.	Rédacteurs. Commis. Commis stagiaires.	Commis auxiliaire. Adjudant surveillant. Huissier. Gardien de bureau.	Journalier.
Des officiers de marine.	Vice-amiral. Contre-amiral.	Capitaine de vaisseau. Capitaine de frégate.	Lieutenant de vaisseau. Enseigne de vaisseau. Aspirant de vaisseau. Elève de l'Ecole navale.		

(1) Circulaire ministérielle du 30 mai 1899, *B. O.*, p. 323. — (2) Pendant les périodes de convocation aux exercices militaires et en campagne.
(3) En campagne seulement.

PERSONNELS.	OFFICIER GÉNÉRAL.	OFFICIER SUPÉRIEUR.	OFFICIER SUBALTERNE.	SOUS-OFFICIER.	CAPORAL OU SOLDAT.
Des officiers mécaniciens.	Mécanicien inspecteur général.	Mécanicien inspecteur. Mécanicien en chef.	Mécanicien principal de 1re classe. Mécanicien principal de 2e classe.		
Des équipages de la flotte.			Chef de musique. Adjudant principal. Pilote-major.	1er maître. 2e maître. Maître. Chef. Sous-chef. Élève. Sergent des équipages, des mécaniciens, des vétérans, des pompiers, des musiciens, des gardes consignes et de toute autre spécialité.	Quartier-maître. 1er maître fourrier. Matelot. Apprenti marin. Mousse. Caporal pompier. Pompier. Garde-consigne. Ambulant et agent civil des équipages, des mécaniciens, des vétérans, des musiciens et de toute autre spécialité.
Du génie maritime. Des ingénieurs hydrographes. Des ponts et chaussées de la marine.	Inspecteur général. Directeur des constructions navales. Ingénieur en chef.	Ingénieur en chef de toutes classes des ponts et chaussées, et ingénieur de toute classe pour les autres spécialités.	Ingénieur de 1re et 2e classe des ponts et chaussées. Sous-ingénieur élève ingénieur, pour les autres spécialités.		
De l'inspection des services administratifs de la marine, et du commissariat de la marine.	Inspecteur en chef. Commissaire général.	Inspecteur. Inspecteur adjoint. Commissaire. Commissaire adjoint.	Sous-commissaire. Aide-commissaire. Élève commissaire.		
Du corps de santé de la marine.	Inspecteur général. Directeur du service de santé.	Médecin chef. Pharmacien en chef. Médecin principal. Pharmacien principal.	Médecin de 1re et 2e classe. Médecin auxiliaire. Aide-médecin. Élève médecin. Pharmacien de 1re et 2e classe. Pharmacien auxiliaire.		
Des écoles de la marine.	Examinateur hydrographe, s'il est assimilé au grade de général.	Tout professeur de 1re classe.	Tout professeur de 2e et 3e classe.	Sous-professeur de l'École des mousses. Instituteur des pupilles.	

PERSONNELS.	OFFICIER GÉNÉRAL.	OFFICIER SUPÉRIEUR.	OFFICIER SUBALTERNE.	SOUS-OFFICIER.	CAPORAL OU SOLDAT.
Des aumôniers de la marine.			Aumônier.		
Des trésoriers des invalides de la marine.	Trésorier général.	Trésorier de 1re classe.	Trésorier de 2e classe.		
Des directions de travaux. Des manutentions. Des comptables de matériel et des agents du commissariat.		Agent principal de toutes les spécialités.	Agent ou sous-agent administratif de toutes les spécialités. Commis ou magasinier : principal. de 1re classe. de 2e classe. de 3e classe.	Commis ou magasinier : de 4e classe. auxiliaire.	
De la maistrance et de la surveillance des arsenaux.			Maître principal. Conducteur principal. Jardinier principal. Surveillant général.	Maître entretenu. Conducteur. Jardinier entretenu.	
Des électro-sémaphores, De gardiennage. De surveillance. Des pêches. De police de la navigation.		Inspecteur général des pêches.		Inspecteur des pêches. Syndic garde maritime. Chef guetteur. Gardien-consigne.	Guetteur. Gardien portier. Gardien de bureau. Patron de canot.
De surveillance des prisons de la marine.				Surveillant principal. Surveillant chef des travaux. Surveillant.	
Des ouvriers.				Chef contre-maître. Contre-maître.	Chef ouvrier. Ouvrier. Chef journalier. Journalier. Apprenti.
Des services coloniaux et de leur inspection (1).	Inspecteur général de 1re et 2e classe.	Inspecteur de 1re et 2e classe.			

(1) Le classement du personnel de l'administration centrale, des états-majors, des troupes et des spécialités employés dans les colonies est le même que celui de la marine.

Outre les personnels relevant des départements de la guerre, de la marine ou des colonies, énumérés ci-dessus, sont encore admis dans les hôpitaux militaires, à charge de remboursement :

1° Les employés des administrations civiles et les colons de l'Algérie ;

2° Les prisonniers de guerre ;

3° Les militaires étrangers ;

4° Les réfugiés politiques ;

5° Les personnes non comprises dans l'énumération précédente, autorisées à suivre les armées en campagne (représentants de la presse, fournisseurs, domestiques) ;

6° Les militaires et marins jouissant d'une demi-solde, d'une pension de retraite, d'une gratification renouvelable ou temporaire ;

7° Toute personne munie d'une autorisation particulière du Ministre de la guerre.

En dehors de ces conditions, les admissions à l'hôpital sont faites aux risques et périls du médecin-chef.

Toutefois, en cas d'accident grave survenu au voisinage de l'hôpital, il serait inhumain de sa part de refuser l'admission temporaire, sauf à en référer aussitôt au directeur du service de santé ou au commandement local.

Le médecin-chef reçoit normalement des décédés à l'hôpital à titre de dépôt. (Art. 294.)

Sorties.

La sortie de l'hôpital des malades qui ont terminé leur traitement est décidée par le médecin traitant.

La sortie de l'hôpital est prononcée le jour même de la radiation de l'effectif soldé, pour les militaires libérés du service militaire à un titre quelconque, en particulier à la suite d'une réforme ou d'une retraite. (Art. 280.)

Dans le cas où l'état de santé d'un militaire libéré, réformé ou retraité, nécessite une prolongation de séjour à l'hôpital, le médecin-chef ne peut le maintenir en traitement qu'à ses risques et périls. Il doit en référer au directeur du service de santé, qui, lorsque la prolongation de séjour à l'hôpital doit dépasser quinze jours, en réfère lui-même au Ministre. La demande du médecin-chef à ce sujet doit être accompagnée d'un certificat de visite et de contre-visite, ainsi que d'un état signalétique et des services. (Art. 276.)

Evacuations.

Lorsque le médecin-chef estime qu'il y a lieu de transférer

un malade de l'hôpital sur un autre établissement, il adresse un certificat de visite et de contre-visite au directeur du service de santé, qui prononce, quand le malade ne doit pas sortir du corps d'armée. Dans le cas contraire, il provoque les ordres du Ministre. (Art. 297, 299, 301.)

En cas d'épidémie ou d'encombrement de son hôpital, le médecin-chef demande les évacuations collectives qu'il croit utiles au directeur du service de santé. (Art. 302, 303, 304, 305, 306, 307, 308, 311, 313, 314, 315, 316, 317.)

Transport de malades.

Lorsque des malades sont étrangers à la garnison et ne peuvent rejoindre leur corps à la sortie de l'hôpital que par la voie ferrée, le médecin-chef leur signe une feuille de route, et l'indemnité de route leur est délivrée par les soins du gestionnaire.

Lorsque le médecin-chef reconnaît la nécessité de faire transporter en voiture des malades sortants, il demande des voitures militaires au commandant d'armes de la place.

Quand ces moyens de transport ne sont pas possibles, il est alloué aux malades, pour faire usage des voitures publiques, une indemnité kilométrique, ou un bon de convoi, demandés par le médecin-chef au service de l'intendance, bureau des transports.

Quand les malades ont besoin d'être accompagnés par un ou plusieurs infirmiers, en particulier dans les évacuations collectives, un ordre de route est demandé, par la voie du directeur du service de santé, au général en chef. (Art. 318 *bis*, 318 *ter*.)

3° Autres attributions d'ordre général.

Visites et promenades extérieures.

Le médecin-chef accorde les autorisations demandées pour visiter les malades, en dehors des heures et jours réguliers fixés pour ces visites (les jeudis et dimanches, de midi à 2 heures).

Il n'autorise les visites dans les salles de contagieux que très exceptionnellement, lorsque la vie du malade est très menacée.

Il autorise la sortie en ville et les promenades extérieures des malades non détenus, lorsqu'il le juge à propos et sur la demande du médecin traitant. (Art. 252, 253.)

Traitements des militaires non hospitalisés.

Le médecin-chef vise les bons de médicaments, d'objets de pansements, de bains simples ou médicamenteux, de douches, de traitements électriques et d'examens radioscopiques demandés pour les militaires de la garnison non hospitalisés. .

Il donne au gestionnaire l'ordre de délivrer : à titre gratuit, aux sous-officiers et aux gendarmes ; à charge de remboursement, aux officiers, dans les conditions déterminées par les règlements. (Notice 26.)

Certificats, analyses, essais et expertises.

Le médecin-chef ordonne la délivrance des certificats prévus par les règlements militaires, les examens de malades non hospitalisés, les expertises médico-légales, les analyses et les essais des denrées, matières et objets, lorsqu'ils lui sont demandés par l'autorité militaire ou par l'un des différents services de l'armée.

Il transmet les résultats de ces diverses opérations, avec son visa et ses observations, à l'autorité qui s'est adressée directement à lui. (Art. 154.)

Ecritures.

Le médecin-chef tient et conserve les registres suivants :

1° Le registre de correspondance (mod. 30) ;
2° Le registre des punitions (mod. 33) ;
3° Le registre des ordres de la place ;
4° Le registre d'ordre des inspecteurs (mod. 60) ;
5° Le registre médical du casernement (mod. 158) ;
6° Le registre des rapports journaliers du médecin-chef ;
7° Le registre à talon des certificats de visite et de contre-visite (mod. 35) ;
8° Le registre des malades en observation et des rapports médico-légaux ;
9° Le registre des opérations pratiquées ;
10° Le registre des autopsies ;
11° Le registre des conférences et exercices pratiques ;
12° Le registre de la statistique médicale ;
13° Le répertoire analytique des procès-verbaux (mod. 155);
14° Le carnet des bons particuliers (mod. 54);
15° Le carnet-inventaire de l'arsenal chirurgical (mod. 83) ;
16° Le carnet des ouvrages en lecture (mod. 99).

(Notice 10.)

Ajouter pour ordre :

Les dossiers particuliers du personnel ;
Les feuillets du personnel ;
Les documents secrets de la mobilisation ;
Le recueil des consignes de l'hôpital.

Vérifications.

Le médecin-chef doit s'assurer que les écritures d'enregistrement sur les registres, livrets ou carnets, qui doivent être tenus dans les différents services, sont faites au jour le jour, par l'apposition de son visa, lorsqu'il fait des rondes.

D'autre part, il vérifie la conformité des documents administratifs d'ordre extérieur aux enregistrements dont ils sont extraits et certifie leur exactitude par son visa, lorsqu'on les lui présente pour être transmis à leur destinataire. (Art. 138.) (Voir chapitre VI.)

MÉDECIN TRAITANT

1° Comment il exerce ses attributions et ses devoirs vis-à-vis du personnel.

—————

Responsabilités envers le médecin-chef.

Le médecin traitant est responsable vis-à-vis du médecin-chef des traitements médicaux ou chirurgicaux, ainsi que des soins matériels que comporte l'état de santé des malades de sa division.

Il est également responsable de la bonne tenue de la division, du fonctionnement du service, ainsi que de la police et de la discipline.

Il doit rendre compte au médecin-chef de tous les cas graves qui se présentent, et notamment des affections contagieuses qui pourraient faire craindre une invasion épidémique. Dès que celle-ci existe, il lui fournit tous les cinq jours un bulletin récapitulant la marche de l'épidémie depuis son début.

Il consulte le médecin-chef pour les cas douteux, ainsi que pour les opérations importantes, et il en fait connaître les suites.

Il lui signale l'opportunité de prévenir télégraphiquement les parents des malades dont l'état est assez grave pour entraîner la mort.

Il consigne sur un cahier spécial déposé à la salle des rapports les recommandations concernant les malades gravement atteints ou à observer, et qui exigent en dehors des visites les soins du médecin de garde.

Il signale au médecin-chef les malades qu'il juge opportun de faire vacciner ou revacciner, et demande le vaccin nécessaire.

Il présente au médecin-chef les malades qui sont dans le cas d'être proposés pour un congé de convalescence, l'envoi aux eaux minérales et aux bains de mer, l'internement dans un établissement d'aliénés, une réforme temporaire ou définitive et une retraite.

Il lui signale les malades qui commettent des actes répréhensibles et motivant l'envoi dans la salle des consignés, ou une punition à la rentrée au corps. (Art. 149.)

Personnel affecté aux divisions de malades.

Le médecin traitant est assisté dans sa division par le personnel suivant :

1° Un aide-major (1) ;
2° Un infirmier-major (sergent ou caporal) ;
3° Un groupe de trois infirmiers de visite à caducée ;
4° Un infirmier de salle par huit soldats malades ;
5° Un infirmier de salle par cinq sous-officiers malades ;
6° Un infirmier de salle par trois officiers malades;
7° Un infirmier de planton près des grands malades ;
8° Une sœur.

(Tableau A du règlement du service de santé.)

Le médecin traitant a toute autorité sur ce personnel ; il est responsable de son instruction professionnelle, qu'il dirige et complète.

Il provoque près du médecin-chef les mutations et les affectations nouvelles qu'il juge opportunes pour satisfaire aux besoins de chaque jour.

Il donne à l'aide-major et à l'infirmier-major des ordres généraux et particuliers pour l'exécution du service.

Il s'assure par lui-même que les consignes placardées dans les divers locaux de la division, pour régulariser le travail journalier, sont exécutées ponctuellement, et il modifie ou complète ces consignes, lorsqu'il le juge opportun, par des ordres verbaux.

Il veille à la bonne tenue et à la conservation de la santé de ses infirmiers ; il demande au médecin-chef les allocations supplémentaires que justifient les fatigues du service et la fréquentation dangereuse de certains malades en temps d'épidémie. (Notice 17.)

---

(1) En raison de l'insuffisance des cadres, le médecin en sous-ordre fait défaut depuis plusieurs années dans les hôpitaux militaires.

2° Comment il exerce ses attributions et ses devoirs vis-à-vis des malades.

Visites médicales.

Le médecin traitant a vis-à-vis des malades le rôle capital ; il doit mettre en œuvre toutes les ressources de son art professionnel pour les soulager, et finalement pour les guérir. Les personnes qui gravitent autour de lui ne sont que des auxiliaires, destinés à l'aider dans l'accomplissement de la tâche délicate et complexe, à laquelle, seul, il ne pourrait suffire.

Dès l'entrée à l'hôpital, le malade reçoit sa visite régulièrement matin et soir (du 1er avril au 30 septembre, à 7 heures, du 1er octobre au 31 mars à 7 heures et demie, pour la visite du matin, et de 2 heures à 4 heures pour la contre-visite du soir), ou immédiatement à toute autre heure, si la situation du malade lui est signalée a priori comme grave par l'infirmier-major.

Dans ces visites, où le médecin traitant doit toujours s'efforcer d'obtenir la sympathie et la confiance du malade, il procède avec douceur aux interrogations et aux examens nécessaires, pour établir le plus tôt possible un diagnostic précis de la maladie qui a motivé l'entrée à l'hôpital. (Art. 216, 217.)

Malades à isoler.

Si le médecin traitant soupçonne une affection éminemment contagieuse, il prescrit immédiatement l'isolement, soit dans un cabinet spécial, soit dans une salle commune à plusieurs contagieux de même catégorie. Il ordonne en même temps toutes les mesures de désinfection qui protègent contre la contagion.

Si la situation d'un malade est grave, ou de nature à troubler dans une salle commune le repos des voisins, il prescrit aussi l'isolement dans un cabinet spécial.

Il prend la précaution de ne visiter les contagieux qu'après les autres malades, et les cas légers avant les infections graves, où généralement il existe des associations microbiennes qu'il serait dangereux de propager.

Thérapeutique.

Après avoir fixé son diagnostic, le médecin traitant s'occupe de la thérapeutique médicale ou chirurgicale qui lui paraît convenir au cas particulier du malade. Il dicte à haute voix ses prescriptions ; il les fait enregistrer sur le cahier de visite (mod. 14) et donne les ordres nécessaires pour en assurer l'exécution. Les prescriptions médicamenteuses pour l'usage interne font l'objet d'un relevé particulier (mod. 51), et les médicaments pour l'usage externe sont récapitulés sur un bon spécial (mod. 50).

Le relevé et le bon sont ensuite envoyés à la pharmacie pour être exécutés, puis distribués par l'infirmier de visite avant le second déjeuner.

Les prescriptions faites en dehors de la visite régulière du matin sont satisfaites immédiatement, sur la présentation à la pharmacie d'un bon particulier (mod. 50) pour les médicaments à l'usage interne ; les médicaments à l'usage externe font toujours l'objet d'un bon séparé. (Art. 218 à 225.)

Pansements.

S'il y a des pansements à faire au malade qui comportent des précautions aseptiques ou antiseptiques, le médecin traitant les exécute lui-même, ou les fait exécuter devant lui par des subordonnés choisis et donnant toute garantie de l'efficacité des soins antiseptiques, surtout quand le pansement doit rester appliqué pendant plusieurs jours.

Opérations.

S'il y a des opérations sans gravité à pratiquer immédiatement, le médecin traitant les exécute dans les meilleures conditions possibles.

Si ces opérations sont sérieuses, il rend compte avant tout au médecin-chef, qui réunit les médecins de l'hôpital en consultation, afin que le cas particulier soit bien étudié, que l'opportunité de l'intervention ne laisse pas de doute et qu'il soit ainsi donné au malade des garanties analogues à celles que l'on peut trouver dans les situations aisées de la vie civile. Enfin, les mesures sont prises pour que l'opération décidée s'exécute dans de bonnes conditions et avec toutes les précautions désirables.

Si l'opération est urgente et que le malade ne jouisse pas de sa liberté d'esprit, le médecin traitant n'a pas à chercher son assentiment ni celui des parents. Il n'en est plus de même si le malade a toute sa connaissance ; son consentement personnel est nécessaire, et, quand on le peut, il convient aussi de s'autoriser de l'assentiment des parents. Dans toute opération de complaisance, le consentement écrit du malade est indispensable ; il dégage le médecin traitant de graves responsabilités, même quand l'intervention a été couronnée d'un franc succès.

Les opérations et les pansements ne doivent jamais être exécutés dans les salles communes à plusieurs malades, non seulement pour éviter à ceux-ci des émotions toujours pénibles, mais surtout pour échapper à l'infection si facile des plaies par les germes multiples qui abondent dans les salles communes, et pour ne pas exposer les instruments de chirurgie et les objets de pansement à être souillés par les mêmes germes dans leur transport au milieu des malades.

Les plaies qui ne suppurent pas ne doivent être découvertes que dans une salle d'opérations spéciale ; celles qui suppurent le sont dans une salle de pansements. A défaut de l'une ou de l'autre, on transporte le patient dans une chambre isolée affectée uniquement à ce service de chirurgie.

Alimentation.

En faisant les prescriptions médicamenteuses, le médecin traitant fait aussi les prescriptions alimentaires ; elles sont enregistrées spécialement sur le cahier de visite (mod. 14). Il se conforme, pour ces prescriptions, à la notice 17 du règlement, qui prévoit trois régimes : un grand régime, un petit régime et le régime des diètes. Chacun de ces régimes comporte divers degrés, dont les quantités sont indiquées dans les tableaux suivants :

DEGRÉS DU GRAND RÉGIME.

	4 degrés.	3 degrés.	2 degrés.	1 degré.	OBSERVATIONS.
	Kilogr.	Kilogr.	Kilogr.	Kilogr.	La soupe grasse et le bœuf bouilli ne sont donnés qu'une fois par jour au repas de 5 heures ; pour le repas de 10 heures il y a une soupe maigre et de la viande rôtie ou en ragoût.
Pain...........	0 320	0 240	0 160	0 080	
Soupe..........	0 400	0 400	0 400	0 400	
Viande crue....	0 150	0 150	0 150	0 075	
Légumes.......	0 250	0 250	0 125	0 125	

Pour les sous-officiers on ajoute un dessert à chaque repas.

Pour les officiers, ils ont droit à chaque repas à un potage et à cinq plats divers du tarif alimentaire, au lieu de deux. Il est alloué en outre un sixième plat aux officiers supérieurs.

DEGRÉS DU PETIT RÉGIME.

	2 degrés.	1 degré.	1/2 degré.	OBSERVATIONS.
	Kilogr.	Kilogr.	Kilogr.	Le petit régime est commun aux officiers, aux sous-officiers et aux soldats; toutefois les officiers peuvent recevoir cinq aliments divers au lieu de deux.
Pain	0 160	0 080	0 040	
Soupe ou potage.	0 40	0 40	0 40	
Aliments divers	2	2	2	

DEGRÉS DU RÉGIME DES DIÈTES.

	Diète avec aliments.	Diète lactée.	Diète absolue.	OBSERVATIONS.
Aliments divers	2	»	»	Le régime des diètes est commun aux officiers, aux sous-officiers et aux soldats.
Lait bouilli.....	»	1 litre	»	

Pour les régimes lactés, des allocations supplémentaires peuvent être données à titre de boisson alimentaire et à titre de médicaments.

Pour les diabétiques des allocations supplémentaires sont prévues dans le tarif des aliments divers.

DEGRÉS DES BOISSONS.

	Vin.	Lait.	Bière.	Cidre.	Thé.	OBSERVATIONS.
	Litre.	Litre.	Litre.	Litre.	Litre.	Ces quantités sont allouées à chaque repas et elles sont indépendantes des régimes, aussi bien que des degrés du régime.
Officiers........	0 50	0 50	0 75	0 75	0 50	
	0 25	0 25	0 50	0 50	0 25	
Sous-officiers et	0 20	0 50	0 50	0 50	0 25	
soldats........	0 15	0 25	0 25	0 25	»	
	0 10	»	»	»	»	

Les aliments divers varient suivant les productions locales et les saisons ; ils sont indiqués chaque semaine au médecin traitant, dans les menus communs, composés par le gestionnaire et arrêtés par le médecin-chef. Le médecin traitant peut, dans les degrés du petit régime, faire des substitutions entre les aliments divers ; mais, en principe, il doit s'écarter le moins possible des menus communs, attendu qu'on ne saurait obtenir des aliments soigneusement préparés qu'en simplifiant la tâche du cuisinier.

En la circonstance, le médecin traitant est répartiteur délégué des biens de l'Etat, et il doit se garder des irrégularités, aussi bien que des abus dans les prescriptions, qui engagent d'ailleurs sa responsabilité personnelle. Il fait ses prescriptions à haute voix, afin que le malade n'ignore pas ce qu'il doit recevoir et puisse réclamer en cas d'omission, et elles sont l'objet d'un relevé spécial (mod. 57) envoyé à la dépense, pour leur préparation aussitôt après la visite régulière du matin.

Les prescriptions alimentaires faites aux entrants après la visite régulière du matin, ne pouvant être comprises dans le relevé journalier de la division, font l'objet d'un bon particulier (mod. 50).

Les prescriptions alimentaires faites pour le jour de la sortie aux militaires qui ne peuvent être rendus à leur corps pour le premier repas du matin, ou à ceux qui ont un voyage à faire en sortant de l'hôpital, donnent également lieu à un bon particulier (mod. 50), attendu qu'elles ne doivent pas être comprises dans le relevé journalier.

Le médecin traitant s'assure que tous les aliments prescrits ont été donnés, qu'ils ont été bien préparés et servis chauds. S'il relève des imperfections dans le service alimentaire d'un malade, il fait une enquête sur leurs causes et en rend compte au rapport journalier du médecin-chef. (Art. 226 à 231.)

Propreté corporelle, vêtements, couchage.

Le médecin traitant doit entourer les malades de tous les soins matériels qui peuvent les soulager et leur rendre le séjour à l'hôpital agréable. Il fait chaque jour préparer à l'avance des lits pour les entrants probables de la journée ; il vérifie s'ils sont bien faits, si les couvertures conviennent à la saison, s'il y a des draps d'alèze pour garnir certains lits.

Il s'assure que les entrants ont reçu du linge et des vêtements en bon état, qu'ils ont déposé leur argent ou leurs bijoux au bureau des entrées, qu'ils sont pourvus d'une plaque d'identité, de leur livret individuel et d'un billet d'entrée en règle. Il fait donner des bains de propreté et tout ce qui répond aux besoins immédiats des malades, de façon à leur assurer les meilleures conditions d'hygiène et de confort.

Si l'état d'un malade est grave, il fait placer près de lui

en permanence un infirmier de planton instruit ou intelligent, et fait appel à la sollicitude particulière de la sœur de service, pour qu'elle s'occupe de l'état moral du patient, de ses conditions de famille et des désirs intimes qui ne se manifestent pas ouvertement au premier venu. (Art. 211, 212, 240.)

Propreté des locaux et des ustensiles.

Le médecin traitant veille journellement à la propreté des locaux occupés par les malades, et s'assure que l'infirmier-major fait exécuter régulièrement tous les travaux indiqués par les consignes locales.

A chaque visite, il jette un coup d'œil sur la tenue des latrines, et exige que ces locaux soient dès la nuit tombante largement éclairés jusqu'au matin.

Il vérifie aussi la propreté des ustensiles qui servent aux malades, s'assure que la laverie fonctionne bien et permet l'ébouillantage et le rinçage dans des conditions faciles et sûres. Il vérifie particulièrement l'état de propreté des vases de nuit, des seaux inodores et des crachoirs ; il exige que des solutions désinfectantes y soient laissées en permanence aussitôt après la vidange.

Il veille à ce que le linge sale ne séjourne jamais dans les salles ou au voisinage des salles, et qu'il soit toujours transporté directement à la buanderie, dans des sacs ou des récipients à désinfection. (Art. 237, 238.)

Aération, ventilation.

Le médecin traitant doit, si l'effectif le permet, répartir ses malades de façon à donner à chacun d'eux 40 mètres cubes d'air ; en général, laisser un lit vacant sur deux, et ne pas faire occuper, autant que possible, les lits placés dans des coins obscurs, mal aérés ou même mal chauffés en hiver.

Quand les salles s'encombrent, l'air y contracte une odeur fade caractéristique, qui ne doit jamais exister dans les salles d'hôpital, même à la fin de la nuit, si la ventilation permanente, organisée par des gaines Renard et des carreaux Castaing, se fait convenablement. Quand cette odeur se manifeste, il faut renouveler entièrement l'air de la salle, en ouvrant ensemble toutes les fenêtres matin et soir pendant cinq minutes ou plus, si la saison le permet. Cette manière de faire l'aération, pour suppléer à la ventilation, n'exposant les malades aux courants d'air que pendant un temps très court, est moins à redouter pour eux que l'ouverture limitée à une ou deux fenêtres pendant un temps nécessairement plus prolongé pour que le renouvellement de l'air puisse être complet.

Le médecin traitant, suivant le climat et la saison, fait aussi ouvrir une ou plusieurs fenêtres dans la journée, du côté ensoleillé seulement, l'autre côté restant fermé pour éviter les courants d'air. Dans les climats chauds, au contraire, il fait ouvrir pendant la nuit, ou temporairement le matin et le soir, du côté où il n'y a pas de soleil. (Art. 234.)

Mesures contre l'infection des personnes, des locaux et du mobilier.

Des soins incessants de propreté, d'aération et de ventilation, contribuent dans une large mesure à entretenir la salubrité des salles de malades ; mais l'arrivée d'un malade atteint d'une affection contagieuse suffit pour la compromettre très sérieusement, en infectant à la fois les personnes, les locaux et le mobilier. Aussi le médecin traitant doit-il s'appliquer, avec la plus grande vigilance, à éloigner des salles communes tous les malades atteints d'affections éminemment contagieuses, exposant les cohabitants à voir leur situation se compliquer d'une infection, ou de plusieurs infections associées. Ces dernières sont fréquentes et constituent généralement des complications fort graves.

Dans les vieux hôpitaux, il n'a d'ordinaire à sa disposition qu'un nombre très insuffisant de cabinets d'isolement à un ou deux lits ; il s'applique cependant à tirer le meilleur parti possible des locaux existants, et fait au médecin-chef toutes les propositions d'améliorations qu'il juge indispensables pour organiser l'isolement efficace des contagieux sur de plus larges bases.

Il peut, dans une salle commune, organiser un isolement relatif en entourant le lit du contagieux de balustrades mobiles, disposées de façon à constituer une sorte de box dont l'entrée est interdite, excepté au personnel en service près du malade. L'isolement dans un box, formé de cloisons incomplètes, a donné les meilleurs résultats dans les hôpitaux d'enfants de Paris (voir chapitre III, division des contagieux), et mérite d'être imité dans la pratique courante des hôpitaux militaires. Son efficacité contre les contagions a été démontrée, même pour la rougeole, qui passe pour être l'affection la plus contagieuse, parce que la transmission des germes morbides se fait généralement par l'intermédiaire des personnes dans un contact immédiat ou médiat ; tandis que leur transmission à distance par la voie de l'atmosphère reste jusqu'ici très douteuse et n'a pu être démontrée.

Pour pénétrer dans le box d'un contagieux, il faut évidemment prescrire toutes les précautions en usage dans les divisions de contagieux, c'est-à-dire revêtir un sarrau préparé à cet effet, n'en sortir qu'en y déposant le sarrau et en se désinfectant les mains, si on a touché le contagieux ou quelque objet à son usage.

Aux mesures d'isolement, le médecin traitant doit toujours associer des mesures de désinfection, s'adressant simultanément aux personnes, aux locaux, aux meubles, aux ustensiles, au linge, aux effets ; il en précise les détails dans chaque cas particulier, avec un soin minutieux, pour en assurer l'efficacité.

Les vases et ustensiles à l'usage d'un contagieux doivent lui être exclusivement personnels ; ils ne doivent servir à aucun autre malade, et, chaque jour, ou chaque fois qu'ils ont servi, ils sont stérilisés.

Le linge et les vêtements dont le contagieux a fait usage doivent immédiatement être placés dans un récipient clos et transportés sans retard à la buanderie, pour être désinfectés. (Art. 235.)

Chauffage des salles.

Le médecin traitant doit, pendant la saison froide, régler le chauffage des salles, de façon à maintenir les malades dans une atmosphère de +15 à +18 degrés.

Si l'organisation des appareils de chauffage est mauvaise, il étudie les moyens d'y remédier et fait au médecin-chef toutes les propositions utiles à ce sujet. Dans tous les cas, il doit exiger que les tuyaux de fumée soient dépourvus de clefs pour enrayer le tirage, car celles-ci, étant à la merci de tous, sont dangereuses dans les salles communes.

Les prescriptions relatives à l'aération et au chauffage varient du jour au lendemain, suivant les circonstances météorologiques, et le médecin traitant doit donner à son infirmier-major des ordres opportuns à ce sujet. (Art. 241.)

Moustiquaires et pankas.

Dans les pays où les mouches et moustiques abondent, il convient de faire garnir les lits des malades de moustiquaires. Cette mesure est aujourd'hui reconnue indispensable dans les pays où règne la fièvre intermittente.

Elle est indiquée encore dans les pays non fiévreux, pour les lits occupés par des malades en traitement de la malaria, afin d'éviter le transport de la maladie par les moustiques aux cohabitants ; ou bien il faut isoler le fébricitant dans un cabinet spécial.

Dans les climats chauds très débilitants, la ventilation par des pankas au milieu de la journée doit être organisée autour des lits ; car, sans cette précaution, on voit succomber prématurément d'une façon inattendue certains fiévreux ; la chaleur les tue (hyperthermie, coup de chaleur).

Ecritures.

Le médecin traitant fait tenir au jour le jour les enregistrements suivants :

1° Le cahier des visites journalières (mod. 14) ;

2° Un carnet-souche des observations techniques et des constatations médico-légales ;

3° Un carnet-souche des maladies épidémiques ;

4° Un carnet des opérations chirurgicales.

Il est responsable de l'exactitude des documents récapitulatifs suivants, qu'il fait extraire des cahiers et des carnets précédents, et qu'il est tenu de fournir :

1° Relevé des médicaments pour l'usage interne (mod. 51), à la pharmacie, après la visite du matin ;

2° Relevé des prescriptions alimentaires (mod. 57), à la dépense, après la visite du matin ;

3° Bons d'aliments et de médicaments prescrits aux entrants ou aux sortants (mod. 50), à la pharmacie ou à la dépense ;

4° Bons de médicaments pour l'usage externe (mod. 50), à la pharmacie, après la visite du matin ;

5° Bons particuliers de linge ou autres objets de pansement (mod. 54), au magasin du matériel ;

6° Chaque jour, une situation-rapport au médecin-chef (mod. 34) ;

7° Tous les cinq jours, une situation particulière des entrants, des malades en traitement et des décès, pour chaque épidémie régnante, au médecin-chef ;

8° Le 1er du mois, un compte rendu statistique (indiquant la situation sanitaire, les décès, les manifestations épidémiques et tout fait marquant survenu dans le service de la division), au médecin-chef ;

9° Le 1er du mois, une liste des opérations pratiquées dans la division pendant le mois écoulé, au médecin-chef ;

10° Les certificats de visite ou de contre-visite demandés par le médecin-chef, au sujet de malades en traitement dans la division, ou de tout autre malade présenté à la commission départementale de réforme (mod. 35).

Médecin aide-major.

Comment il exerce ses attributions et ses devoirs.

Service de division.

Le médecin aide-major est affecté à une division de malades pour seconder le médecin traitant dans toutes les parties du service.

Avant les visites, il examine la situation des malades graves et des entrants. Il fait prendre la température de ceux qui ont de la fièvre et se renseigne sur les événements survenus dans le service depuis la dernière visite.

Il assiste le médecin traitant dans la visite des malades ; il fait les analyses chimiques au point de vue clinique et bactériologique nécessaires au diagnostic et rend compte devant chaque lit de ses investigations particulières ; il s'éclaire complètement sur l'état spécial de chaque malade, surtout de ceux dont la maladie est grave ; il reçoit du médecin traitant toutes les instructions techniques sur les soins à leur donner dans l'intervalle des visites ; il prend des notes à ce sujet, pour les consigner sur le registre des malades recommandés au médecin de garde, et veille à la tenue correcte des cahiers de visite, pendant que le médecin traitant fait ses prescriptions.

Après la visite, il assiste le médecin traitant dans l'exécution des opérations et des pansements importants ; enfin, il exécute lui-même tous les autres pansements, avec l'assistance des infirmiers.

Avant le visa du médecin traitant, il vérifie les bons des médicaments externes nécessaires au service de la division pendant les vingt-quatre heures ; il vérifie également les relevés de médicaments internes et des aliments prescrits, au besoin par un dépouillement des cahiers de visite.

Il s'assure que les douches et les bains sont administrés dans les conditions voulues, et donne les instructions nécessaires pour les cas particuliers.

Il procède aux massages et aux séances d'électrisation.

Il dirige et complète l'instruction des infirmiers avec le concours de l'infirmier-major, suivant les ordres reçus. (Art. 150.)

Service de garde.

Les médecins aides-majors d'un même hôpital concourent entre eux pour faire un service de garde permanent dans l'établissement (art. 151), et les tours de service sont réglés par le médecin-chef.

La garde commence à l'issue de la visite du matin, et finit le lendemain à la même heure. Le médecin de garde se tient dans la salle de garde ; chaque fois qu'il la quitte, il indique sur une ardoise le local de l'hôpital où on peut le trouver, et il ne doit sortir de l'établissement que pour ses repas, s'il ne les prend pas dans la salle de garde. (Art. 151.)

Il visite les entrants dès leur arrivée, il indique au bureau des entrées la division dans laquelle on doit les placer, il désigne même, quand il le juge à propos, le lit qu'ils doivent occuper; il isole de suite les contagieux ou les suspects, il isole également les délirants et les blessés graves.

Il donne à tous les soins immédiats que comporte leur état, et, dans les cas graves, il adresse de suite au médecin traitant un compte rendu sommaire, s'il juge que la présence de celui-ci à l'hôpital soit opportune.

Il fait désinfecter les voitures, les brancards, les effets de literie et les vêtements qui ont servi au transport des contagieux à l'hôpital, et rend compte au médecin-chef, dans son rapport journalier, si ce transport s'est fait dans des conditions défectueuses.

Lorsque les entrants n'ont pas été visités par le médecin traitant pour l'heure des repas, il fait lui-même les prescriptions alimentaires et médicamenteuses jugées nécessaires ; il fait et signe les bons particuliers que comportent ces prescriptions (mod. 50) et s'assure qu'il n'y a aucune omission dans les distributions.

Il visite plusieurs fois dans la journée les malades en traitement ou en observation qui lui sont particulièrement signalés par les médecins traitants sur le registre spécial (art. 149), il leur donne les soins voulus, il fait les constatations prescrites et rend compte sur le même registre de ce qu'il a fait pour eux.

Il constate les décès, il ordonne le transport des décédés, avec toutes les précautions voulues, à la salle des morts, et préside s'il y a lieu à des mesures de désinfection spéciales, lorsqu'il s'agit d'une affection très contagieuse. (Art. 152.)

Il est responsable vis-à-vis du médecin-chef de la bonne tenue des locaux de la salle de garde, ainsi que des médicaments et objets de pansement qui y sont déposés pour les besoins courants du service de garde. En l'absence du pharmacien pendant la nuit, la clef de l'armoire à médicaments qui est affectée au service de nuit est mise au préalable à sa disposition, et il en fait usage sous sa propre responsabilité.

Lorsque le médecin-chef en reconnaît la nécessité, le médecin de garde est nourri à l'hôpital contre remboursement, et reçoit dans ce cas le maximum des prescriptions du tarif alimentaire pour les officiers au grand régime. Le remboursement, fixé à 2 francs par jour, est effectué au gestionnaire par la partie prenante, contre un récépissé à souche. (Notice 26.)

Ecritures.

Le médecin de garde inscrit tous les événements survenus dans les vingt-quatre heures sur le registre des rapports journaliers (mod. 38).

Il enregistre également ses constatations médico-légales, ses observations personnelles et ses interventions concernant les malades qui lui sont recommandés par les médecins traitants, sur un carnet spécial. (Art. 149.)

Ces deux registres sont soumis chaque jour au médecin-chef et aux médecins traitants à l'heure du rapport.

PERSONNEL DES PHARMACIENS.

Son organisation et son fonctionnement hiérarchique.

Le pharmacien est chargé, sous l'autorité du médecin-chef, du service de la pharmacie.

Dans les hôpitaux militaires qui comportent plusieurs pharmaciens, le plus élevé en grade, ou le plus ancien dans le grade, répartit le service entre lui et ses subordonnés. Ceux-ci sont ses auxiliaires ; ils concourent sous ses ordres directs à l'exécution du service et participent à ses attributions et à ses devoirs dans les parties du service pharmaceutique dont ils sont chargés. Pour les rapports de service, il est l'intermédiaire hiérarchique entre le médecin-chef et le personnel sous ses ordres.

Chaque année, lors de l'inspection générale, il remet au médecin-chef, après les avoir annotés, les feuillets techniques concernant les pharmaciens sous ses ordres.

Il organise et règle le travail des infirmiers attachés à la pharmacie ; il fournit des notes pour leur classement ou leur avancement et rend compte au médecin-chef, à son rapport quotidien, des punitions qui leur ont été infligées dans les vingt-quatre heures. (Art. 153.)

Ses attributions.

Il est responsable vis-à-vis du médecin-chef de la tenue des locaux de la pharmacie et de la bonne exécution de toutes les parties de son service.

Il est présent à l'hôpital aux heures de la visite ou de la contre-visite, et participe à la dégustation pour la réception des aliments destinés aux malades.

Dans les établissements où l'eau de boisson a besoin d'être filtrée ou stérilisée par ébullition, il préside à l'exécution de ces opérations.

Il est membre de la commission de réception instituée par l'article 399 et fait toutes les expertises nécessaires pour éclairer cette commission.

Il veille à ce que toutes les préparations médicamenteuses figurant sur les relevés et les bons qui lui sont envoyés par les médecins de l'hôpital soient rigoureusement exécutées, soigneusement étiquetées et livrées aux infirmiers-majors des divisions en temps opportun, en prenant les mesures d'ordre nécessaires pour éviter toute erreur dans la destination de ces médicaments. (Art. 153.)

Il prépare les livraisons au gestionnaire des médicaments qui figurent sur les ordres d'expédition ou sur les bons remboursables envoyés par le médecin-chef, et destinés aux infirmeries régimentaires, aux infirmeries vétérinaires ou à d'autres services de l'armée.

Entretien et renouvellement des approvisionnements.

Le pharmacien a la surveillance des approvisionnements de médicaments constitués à l'hôpital à un titre quelconque ; il les classe avec méthode et prend les mesures d'ordre nécessaires pour prévenir toute erreur. L'étiquette de tout médicament doit porter, outre sa dénomination, la tare du récipient et la date de livraison par la pharmacie centrale ou le fournisseur.

Pour la tenue des armoires renfermant les poisons, les contrepoisons et les médicaments destinés au service de nuit, il se conforme exactement aux prescriptions du formulaire des hôpitaux et à l'instruction ministérielle du 31 mai 1899. Les contrepoisons sont munis d'une étiquette relatant la dénomination, le mode d'emploi et les doses, conformément à la notice 32.

Il vérifie souvent la qualité des médicaments altérables; il les place dans les conditions les plus favorables à leur conservation, et propose en temps utile au médecin-chef la mise en consommation, ou en réforme, de ceux qui sont à la limite de conservation.

Il est comptable des denrées, réactifs et accessoires de pharmacie qui lui sont livrés par le gestionnaire comme objets de consommation.

Il tient un carnet-inventaire (mod. 83) du matériel et des objets mobiliers mis à sa disposition par le gestionnaire pour l'exécution du service de la pharmacie. (Art. 153 et 391.)

Il établit les demandes semestrielles ou éventuelles de médicaments et de matériel spécial de la pharmacie (mod. 79), en prévision des besoins divers du service intérieur ou extérieur de l'hôpital, en se basant sur les consommations de la période semestrielle précédente ; il adresse ces demandes au médecin-chef, pour être transmises hiérarchiquement au Ministre de la guerre.

Excédents et déficits.

En fin de chaque trimestre, il fait l'inventaire de ses approvisionnements. Lorsqu'il constate des excédents pour des causes diverses, il les relate dans un certificat administratif et les prend en charge, en les inscrivant en entrée au compte annuel de pharmacie. Le certificat administratif est visé par le médecin-chef, et une expédition est mise à l'appui du compte annuel.

Si l'inventaire trimestriel fait constater des pertes et déchets résultant de l'exécution du service courant, il établit un procès-verbal de perte récapitulatif. Si les pertes sont causées par un événement accidentel, il établit dans les vingt-quatre heures un procès-verbal spécial. Ces procès-verbaux, en double expédition, visés du médecin-chef, sont adressés au directeur du service de santé, qui les transmet avec son avis au Ministre, lequel statue sur les responsabilités engagées, et renvoie une expédition du procès-verbal revêtue de sa décision. Les pertes sont portées en sortie dans le compte des consommations semestrielles, et un duplicata du procès-verbal est annexé au compte annuel.

Remise de service.

La remise de service se fait à l'aide d'un procès-verbal d'inventaire, faisant ressortir les excédents et les déficits constatés, leurs causes présumées et les responsabilités. Deux expéditions de ce procès-verbal, visées par le médecin-chef, sont transmises par le directeur du service de santé au Ministre de la guerre, qui renvoie un exemplaire, avec sa décision, pour être annexé au compte annuel. (Art. 507.)

Observations météorologiques, analyses, expertises.

Le pharmacien fait, quand il y a lieu, les observations météorologiques.

Il exécute les analyses, les essais de denrées alimentaires ou de médicaments, ainsi que les expertises qui sont demandées par l'intermédiaire du médecin-chef, dans l'intérêt des malades, de l'hygiène des troupes et des divers services de l'armée.

Ces analyses, essais ou expertises sont consignés à leur date sur un registre-souche (mod. 39), en faisant connaître les raisons qui les ont motivés, les résultats obtenus et les conclusions formulées. Une expédition extraite du registre est transmise par le médecin-chef, avec son visa et ses observations, aux corps et services qui ont demandé l'expertise. Quand l'expertise a été demandée par le service intérieur de l'hôpital, l'expédition est envoyée directement par le pharmacien au chef de ce service, sans passer par le médecin-chef.

Écritures.

Outre les écritures mentionnées dans les paragraphes précédents, le pharmacien tient la comptabilité spéciale ci-après, qui comporte sept registres ou carnets, servant de souches, pour l'établissement des documents récapitulatifs mensuels, trimestriels ou annuels, annexés en fin d'année aux comptes généraux à produire. (Notice 10.)

1° Le registre des réceptions de médicaments (mod. 126). *(Sert à l'inscription de toutes les livraisons, quelle qu'en soit la provenance, conformément aux factures.)* Les totaux des colonnes sont reportés en fin de chaque trimestre sur un certificat administratif, mis à l'appui du compte annuel comme pièce d'entrée ;

2° Le carnet des denrées médicinales (mod. 127). *(Sert à l'inscription des denrées et des objets de consommation achetés sur place par le gestionnaire ou délivrés par la dépense à la pharmacie.)* Les livraisons sont récapitulées en fin de mois, pour être reportées sur le registre précédent (mod. 126), après avoir été facturées par le gestionnaire ;

3° Le registre de livraison des médicaments (mod. 128). *(Sert à l'inscription des livraisons au gestionnaire de tous les médicaments ou accessoires de pharmacie, soit pour être expé-*

*diés, soit pour être remis directement aux parties prenantes,
soit enfin pour servir aux désinfections de l'hôpital même.)*
Les livraisons sont récapitulées en fin de chaque trimestre sur
un certificat administratif mis à l'appui du compte annuel de
pharmacie commme pièce de sortie;

4° Le registre des compositions officinales (mod. 129). *(Sert
à inscrire : dans la colonne des sorties, toutes les drogues et
denrées qui sont nécessaires pour composer les préparations
officinales du formulaire ; dans la colonne des entrées, les
quantités des préparations officinales résultant de la transformation des produits employés.)* Les totaux des colonnes
d'entrée et de sortie sont récapitulés en fin d'année sur un
certificat administratif, mis à l'appui du compte annuel de
pharmacie, comme pièce d'entrée et de sortie;

5° Le registre des prescriptions médicamenteuses journalières pour l'usage interne (mod. 131). *Sert à inscrire les éléments simples ou officinaux entrés dans la composition des
médicaments internes délivrés chaque jour aux malades de
l'hôpital, sur la présentation du relevé des prescriptions de
chaque division. Ces relevés particuliers sont totalisés dans
un relevé général journalier (mod. 132), visé du médecin-chef.
A l'aide du relevé général, on établit, sur un carnet auxiliaire,
le décompte par éléments de composition nécessaire à la tenue
du registre 131.)* En fin de trimestre, ces consommations de la
pharmacie sont récapitulées sur un état (mod. 133) mis à l'appui du compte annuel de pharmacie, comme pièce de sortie ;

6° Le registre des prescriptions médicamenteuses journalières pour l'usage externe (mod. 131). *(Sert à inscrire les éléments simples ou officinaux entrés dans la composition des
médicaments externes délivrés chaque jour aux malades de
l'hôpital. Les bons particuliers des prescriptions de chaque
division sont satisfaits et relevés chaque jour sur un carnet
auxiliaire, à l'aide duquel on établit le décompte par éléments de composition nécessaire à la tenue du registre 131.)*
En fin de trimestre, ces consommations de la pharmacie
sont récapitulées sur un état (mod. 133) mis à l'appui du
compte annuel de pharmacie, comme pièce de sortie;

7° Le carnet trimestriel des consommations de pharmacie
(mod. 134). *(Sert à la récapitulation trimestrielle des consommations de médicaments pour l'hôpital, inscrites au jour
le jour sur les divers registres précédents (mod. 131) et des
consommations d'accessoires de pharmacie, déterminées par
inventaire ; enfin, au décompte de leur prix respectif et à
l'établissement du prix moyen de la journée de pharmacie.)*
Le décompte du prix moyen de la journée de pharmacie,

extrait de ce carnet, est notifié au gestionnaire par un état (mod. 135) qui est annexé au compte des autres consommations de l'hôpital.

Comptes à produire.

Le pharmacien doit, à la fin de chaque année (avant le 1er avril de l'année suivante), produire à l'administration centrale des hôpitaux deux comptes généraux :

1° Le compte annuel des médicaments (mod. 136) ;

2° Le compte annuel des réactifs (mod. 137).

Au compte récapitulatif annuel de médicaments sont annexés :

Comme pièces d'entrée : les certificats administratifs trimestriels récapitulant les enregistrements faits au jour le jour sur les registres mod. 126, 127 et 129, et les certificats administratifs des excédents constatés ;

Comme pièces de sortie : les certificats administratifs trimestriels récapitulant les enregistrements journaliers du carnet mod. 128, des registres 131 et 131 *bis;* enfin, les procès-verbaux de perte et de déchets.

Le compte annuel des réactifs est basé sur de simples inventaires établis en fin d'année et ne comporte aucune pièce justificative.

Vérifications.

Le médecin-chef vise les pièces d'entrée et de sortie au jour le jour; les registres trimestriellement, et les comptes annuels de médicaments et de réactifs en fin d'année, pour certifier leur conformité avec les souches originelles.

Les comptes annuels sont seuls transmis au directeur du service de santé avec les documents justificatifs ; il les arrête et les adresse à l'administration centrale. (Art. 506.) -

PERSONNEL DES OFFICIERS D'ADMINISTRATION.

Son organisation et son fonctionnement hiérarchique.

Un hôpital, suivant son importance, comprend :

1° Un officier d'administration gestionnaire ;

2° Un ou plusieurs officiers d'administration en sous-ordre;

3° Un ou plusieurs adjudants-élèves d'administration.

Le gestionnaire titulaire est, dans les grands hôpitaux, un officier d'administration principal, assimilé au grade de chef de bataillon ; ailleurs, il est au moins du grade d'officier d'administration de 1re classe, assimilé au grade de capitaine, et toujours le plus ancien de ceux du même grade attachés à l'hôpital. Les autres officiers d'administration sont les auxiliaire du gestionnaire ; ils concourent sous ses ordres à l'exécution des diverses parties du service administratif de l'hôpital, et, à cet effet, ils participent à ses attributions et à ses devoirs, dans les parties dont ils sont chargés.

GESTIONNAIRE

1° Comment il exerce ses attributions et ses devoirs vis-à-vis du personnel.

Commandement et subordination.

L'officier d'administration gestionnaire d'un hôpital militaire, quel que soit son grade a, sous l'autorité du médecin-chef, les devoirs et les droits d'un commandant de compagnie vis-à-vis des officiers et des adjudants-élèves placés sous ses ordres, ainsi que vis-à-vis des infirmiers détachés à l'hôpital.

Il est l'intermédiaire hiérarchique, pour tous les rapports de service, entre ses subordonnés et le médecin-chef, qui a vis-à-vis d'eux les devoirs et les droits d'un chef de corps.

Il rend compte au médecin-chef de toutes les punitions infligées par les supérieurs hiérarchiques ; il lui remet des notes périodiques pour l'établissement des feuillets personnels et, lors de l'inspection générale, les feuillets techniques de ses subordonnés. (Art. 155.)

Répartition du service administratif.

Il répartit, avec l'approbation du médecin-chef, les diverses parties du service administratif de l'hôpital entre les officiers d'administration et les adjudants-élèves, de manière que chacun d'eux soit à tour de rôle chargé du bureau des entrées, du bureau du matériel, du bureau de l'alimentation, de la police de l'établissement et de l'administration du détachement des infirmiers. (Art. 155.)

Services de garde.

Le gestionnaire désigne chaque jour un officier d'administration de garde, ainsi qu'un infirmier-major de garde pour vingt-quatre heures (art. 159, 160, 169). Il établit en outre les listes des infirmiers qui doivent monter la garde dans les salles, pour veiller les malades de 6 heures du soir à minuit et de minuit à l'appel du matin ; il fait afficher ces listes dans chaque salle. Autant que possible, les infirmiers montent la garde dans la division de malades à laquelle ils sont attachés normalement ; un infirmier à caducée est toujours placé à côté d'un infirmier inexpérimenté ou appartenant normalement à un autre service. (Art. 171.)

Administration des infirmiers.

Le gestionnaire commande le détachement d'infirmiers de l'hôpital et l'administre en se conformant au règlement du service de santé à l'intérieur (notice 12) et au règlement du service intérieur des corps de troupe d'infanterie. (Décret du 11 juin 1894.)

Le nombre des infirmiers nécessaires pour l'exécution du service administratif de l'hôpital est déterminé par le médecin-chef, en se conformant autant que possible au tableau A du règlement du service de santé, et en suivant, pour l'emploi des gradés et l'organisation de la main-d'œuvre, les directrices précédemment énoncées.

La répartition des infirmiers est faite ensuite par le gestionnaire dans les divers locaux affectés spécialement au service administratif. (Art. 164.)

Permissions des infirmiers.

Le gestionnaire centralise les demandes de permissions des infirmiers, qui lui sont adressées avec avis favorable par les divers chefs de service, et les soumet au médecin-chef, lequel statue.

En l'absence du médecin-chef ou du gestionnaire, des permissions de minuit et de la nuit peuvent être accordées par l'officier d'administration de garde et il en est rendu compte le lendemain au médecin-chef par le rapport.

Archives du personnel.

Le gestionnaire tient à jour, pour tous les officiers de l'hôpital, leur registre matricule, leur contrôle annuel, leur livret matricule, et conserve dans ses archives leur dossier administratif. (Art. 157.)

Fonctions d'officier-payeur.

En temps de guerre, le gestionnaire remplit les fonctions d'officier-payeur pour tout le personnel ; mais, en temps de paix, ces fonctions se réduisent à l'établissement : 1° des pièces de mutation et des états nominatifs mensuels des officiers et de leurs chevaux, à adresser au sous-intendant militaire chargé de l'ordonnancement des mandats de solde ou des indemnités en général ; 2° des certificats de vie nécessaires à la perception des traitements semestriels de la Légion d'honneur (mod. 91) ; 3° des bons périodiques pour la perception des fourrages des officiers montés ; 4° des comptes annuels de gestion au titre des remontes où les chevaux des officiers sont immatriculés. (Art. 155.)

2° Comment il exerce ses attributions et ses devoirs vis-à-vis des malades.

Linge et vêtements.

Le gestionnaire fait donner aux malades du linge et des vêtements d'hôpital, en rapport avec le climat ou la saison, dès leur arrivée dans l'établissement.

Les vareuses et les capotes distribuées portent des marques distinctives spéciales pour les officiers, les sous-officiers, les caporaux, les détenus et les contagieux. (Art. 212 et notice 16.)

Pendant le séjour des malades à l'hôpital, le linge de corps est renouvelé par un échange, que les infirmiers-majors effectuent dans les salles de malades, normalement tous les sept jours, et, s'il est besoin, tous les jours. (Art. 238.)

Le linge et les effets à nettoyer, à blanchir ou à réparer ne doivent jamais séjourner au voisinage des salles de malades ; ils sont immédiatement transportés à la buanderie, pour revenir à la lingerie et à l'atelier des couturières.

Soins de propreté corporelle.

Le gestionnaire fait distribuer par les infirmiers-majors des cuvettes, des savonnettes et des serviettes, pour que les malades se lavent ou soient lavés chaque matin.

Les pédicures et les grands bains de propreté ne sont donnés que sur prescription du médecin traitant. (Art. 212.)

Les malades sont rasés par un infirmier-perruquier deux fois dans la semaine et leurs cheveux sont coupés deux fois dans le mois. Ces derniers soins sont autant que possible donnés hors des salles, dans un lavabo de la division, ou dans tout autre local spécialement organisé pour ce service, qui a besoin d'être très surveillé, afin d'éviter la transmission de pelades ou d'autres affections contagieuses par des instruments mal tenus ou imparfaitement désinfectés. (Art. 240 et notice 7.)

Couchage.

Le gestionnaire pourvoit au couchage des malades, en se conformant aux indications du règlement.

Quand les sommiers métalliques font défaut, il donne des paillasses garnies de paille de maïs, souvent remplacée pour être lavée et désinfectée.

Les matelas sont refaits tous les ans ; ils le sont aussi à la sortie de chaque contagieux et après un décès. Dans ces deux derniers cas, le matelas est d'abord désinfecté à l'étuve (notice 7), avec les autres objets de couchage ; les enveloppes sont ensuite lessivées et leur contenu cardé.

Les draps de lit sont remplacés tous les 14 jours et plus souvent, si la propreté de certains malades l'exige.

Il n'est donné d'oreillers aux malades que sur la demande du médecin traitant.

Le nombre des couvertures varie suivant les exigences du climat ou de la saison et suivant les prescriptions du médecin traitant.

Dans certaines localités, les lits sont garnis de moustiquaires et les insectes sont chassés par des insufflations ou des fumigations répétées de pyrèthre ou même de soufre.

Enfin, dans les climats très chauds et humides, il est souvent utile, dans le milieu de la journée, de ventiler les malades couchés à l'aide de grands éventails, de pankas ou de tout autre appareil ventilateur. (Art. 238, 239.)

Alimentation.

Le gestionnaire établit pour chaque jour de la semaine des menus spéciaux de grand et de petit régime pour l'alimentation des malades (notice 17) ; ces régimes varient suivant les productions de la localité et de la saison. Après l'approbation du médecin-chef, un exemplaire des menus hebdomadaires est remis le samedi aux médecins traitants, placardé dans la salle du médecin de garde et à la cuisine. (Art. 226.)

Le gestionnaire pourvoit à l'exécution quotidienne de ces menus par des commandes faites aux fournisseurs, qui, par une adjudication annuelle, ont contracté avec le département de la guerre l'engagement de satisfaire dans les vingt-quatre heures à ces commandes. Il fait en outre acheter sur les marchés publics de la localité les aliments imprévus dans l'adjudication, ou qui n'ont pas trouvé d'adjudicataire.

Toutes les denrées sont soumises à l'examen d'une commission permanente de réception, laquelle prononce le rejet et le remplacement immédiat de ce qui est de qaulité douteuse. L'hôpital est de la sorte approvisionné chaque jour d'aliments de bonne qualité (art. 379) : il reste à faire donner à ces aliments les formes culinaires les plus agréables et les plus profitables aux malades : ils sont à cet effet confiés à un cuisinier. Un bon cuisinier est de première importance dans un hôpital ; un mauvais cuisinier peut, sans le vouloir, gâter les meilleurs produits, au point de les rendre inutilisables. La cuisine des grosses collectivités n'est pas celle d'un petit groupe familial, elle exige une expérience que ne possèdent pas tous ceux qui se disent cuisiniers de profession. Il est à regretter qu'il n'existe pas dans les hôpitaux un formulaire culinaire, pour aider le gestionnaire à faire les menus hebdomadaires et éviter les conséquences des fantaisies des cuisiniers ou de leur incapacité.

Le transport des aliments dans les salles de malades ou dans les réfectoires est organisé par les soins du gestionnaire, de façon que les destinataires reçoivent leurs aliments chauds en toute saison et la chose est souvent difficile à réaliser pour les aliments légers, quand l'effectif des malades est fort. (Art. 226, 227, 228, 229, 230, 231.)

L'alimentation des malades est une question importante et délicate ; car le rétablissement de beaucoup d'entre eux ne dépend que des soins apportés à leur alimentation. Une bonne cuisine est un témoignage fidèle de la valeur administrative du gestionnaire et de la vigilance du médecin-chef.

Intérêts privés des malades.

Le gestionnaire est le curateur des intérêts privés des malades.

Dès leur entrée à l'hôpital, il reçoit en dépôt, contre récépissé, bijoux, argent, valeurs et papiers quelconques des malades. (Art. 211.)

Pendant leur séjour à l'hôpital, il fait chercher à la poste leurs lettres et leurs mandats par un vaguemestre sous ses ordres, et les leur fait distribuer.

Il prend en dépôt leurs vêtements, en échange de ceux que donne l'hôpital : il les fait brosser, désinfecter, lessiver, entretenir et garder dans un vestiaire jusqu'à la sortie de l'établissement.

Il prend note du dernier domicile et de l'adresse des plus proches parents du malade, afin que, par la voie du maire de la commune, on puisse les renseigner sur sa santé. (Art. 280 bis.)

Il prend aussi note de sa religion sur un registre spécial et lui fait donner tous les secours du culte qu'il demande.

Il lui fournit les moyens pour donner des procurations notariées, pour établir un testament olographe ou avec l'assistance d'un notaire et de témoins. (Art. 281.)

Obligations en cas de décès.

En temps de guerre, hors de France, le gestionnaire remplit, de par la loi, les fonctions de l'officier de l'état civil, pour dresser des actes de naissance, de reconnaissance d'enfant, de mariage et de décès ; mais, en temps de paix, il ne remplit que les offices suivants en cas de décès :

Il envoie immédiatement un avis télégraphique au maire de la commune du décédé pour avertir la famille (mod. 65) et une déclaration de décès conforme à la loi, au maire de la garnison où a eu lieu le décès (mod. 66) ;

Il avise le corps de troupe ou le service auquel appartenait le décédé, ainsi que le major de la garnison (mod. 46), en indiquant l'heure de l'inhumation ;

Enfin, il tient un registre des décès (mod. 67), il en fournit des extraits au Ministre de la guerre, et, selon le cas, aux autres départements intéressés (mod. 68). (Art. 287, 288, 289, 285, 286.)

Inhumations, exhumations et transferts.

Après avoir reçu l'autorisation municipale de procéder à l'inhumation d'un décédé, le gestionnaire se concerte avec la famille et le ministre des cultes pour fixer la date, l'heure et les détails de la cérémonie religieuse, soit aux frais du service de santé dans la limite des règlements, soit avec des frais supplémentaires à la charge de la famille. (Art. 293 et notice 13).

Le transfert des restes des militaires décédés peut être effectué hors la garnison, aux frais des familles, à l'issue de la cérémonie funèbre, après l'accomplissement des formalités légales.

Des demandes d'exhumation ultérieure et de transfert aux frais de l'Etat peuvent être adressées au Ministre de la guerre, qui statue, après enquête du commandant du corps d'armée auquel appartenait le militaire décédé, et après évaluation du chiffre de la dépense. (Circ. minist. du 5 décembre 1899.) Le gestionnaire fournit à l'enquête un devis de dépense comportant : les frais d'exhumation, de cercueil, d'antiseptiques, de transport par terre et par voie ferrée, de vacation des commissaires de police, de correspondance télégraphique, de droits de timbre, d'inhumation et d'achat de terrain. Les demandes ne sont pas accueillies avant quatre ans si le décès est dû à une affection contagieuse et après un an dans tous les autres cas. Lorsqu'il s'agit d'une demande de remboursement des frais avancés par la famille, toutes les pièces justificatives des dépenses, y compris le récépissé du chemin de fer, doivent être mises à l'appui du compte des frais.

Liquidation des successions.

Par les soins du gestionnaire, il est fait un inventaire de tous les objets et valeurs trouvés au lit du décédé sur un carnet (mod. 100). Cet inventaire, ainsi que celui des effets inscrits au moment de l'entrée à l'hôpital sur le registre à souche des dépôts (mod. 48), sont reportés sur le registre des successions (mod. 101), où se trouve ainsi récapitulé par succession tout ce qui a appartenu au décédé et ce dont le gestionnaire est constitué le dépositaire. (Art. 453.)

Les effets appartenant à l'Etat sont renvoyés au corps d'origine, qui donne récépissé sur facture rose. (Art. 451.)

Les bons ou mandats de poste non touchés sont renvoyés au bureau de poste expéditeur, avec un état (mod. 104 *bis*). (Art. 458.)

Les valeurs inférieures à 150 francs et tous les autres objets appartenant à la succession sont portés sur un état (mod. 102), lequel est adressé par la voie du maire de la commune aux héritiers ; en leur faisant connaître que tout ce qui est porté sur ledit état leur sera délivré sur la production des pièces et certificats (mod. 103 et 104) établissant leurs droits à la succession. (Art. 454, 455, 456, 457.)

Les effets non réclamés par les héritiers sont vendus au bout de six mois et le produit en est versé par le gestionnaire à la Caisse des dépôts et consignations, contre récépissé sur le procès-verbal de vente (mod. 105). (Art. 459, 460, 461.)

En fin d'année, le gestionnaire rend compte de toutes les successions liquidées dans le cours de l'année par un compte de destination des effets des décédés (mod. 125) adressé par voie hiérarchique à l'administration centrale des hôpitaux. (Notice 10.)

3° Comment il exerce ses attributions relatives à la police et à la discipline intérieure.

Pouvoirs disciplinaires.

La vigilance et la fermeté du gestionnaire, qui habite en permanence l'hôpital et qui a sur les infirmiers les pouvoirs disciplinaires que lui confèrent le grade et la fonction, a la plus grande influence sur le bon ordre et la police intérieure de l'établissement.

Il en est responsable vis-à-vis du médecin-chef (art. 155), qui, d'autre part, lui délègue à ce sujet une grande autorité sur les malades.

Il ne peut, il est vrai, prononcer de punitions à leur égard, car elles doivent être évitées autant que possible ; mais, en cas de rébellion et de scandale, il peut, après avis du médecin de garde, les faire conduire immédiatement à la salle des consignés. Il rend compte de cette mesure au médecin-chef, et, en général, de tout ce qui peut être contraire au bon ordre dans l'établissement.

Il établit la responsabilité invididuelle des malades qui commettent, avec préméditation ou dans un mouvement de colère, des dégâts, soit aux locaux, soit au matériel, et il en poursuit le remboursement, conformément à la notice 26. (Art. 250.)

Consignes intérieures des malades.

Le gestionnaire veille à ce que les malades ne fument pas dans les salles, qu'ils ne se couchent pas sur les lits avec leurs chaussures, qu'ils ne fassent rien de contraire à la propreté ou au bon ordre, et surtout qu'ils n'aient aucune arme à leur disposition.

Il interdit les jeux à prix d'argent, les échanges ou les trafics d'aliments et tout jeu bruyant.

Il défend aux malades l'entrée des locaux affectés au service des contagieux, de la cuisine, de la dépense, de la pharmacie, des magasins, de la communauté des sœurs et des autres locaux accessoires ; il fait placarder des consignes à ce sujet. (Art. 247, 248, 249, 251.)

Les agents de surveillance.

Le gestionnaire exerce partout une surveillance efficace par l'intermédiaire des officiers d'administration en sous-ordre, par le sergent-concierge, par les infirmiers-majors des divisions, enfin par l'officier d'administration de garde et l'infirmier-major de garde, qui sont soumis à l'obligation de faire des rondes de jour et de nuit et de remettre un rapport journalier (mod. 41, 42, 58 *ter*) sur les faits contraires à la police et à la discipline qu'ils constatent. (Art. 160, 167, 169.)

Devoirs en cas d'incendie.

En cas d'incendie, le gestionnaire fait donner l'alarme, éveiller tout le personnel, exécuter la consigne spéciale de l'établissement placardée au bureau des entrées, dans la loge du concierge et dans la chambre de l'officier d'administration de garde.

Il a la direction des secours, jusqu'à l'arrivée du médecin-chef.

4° Comment il exerce ses attributions et ses devoirs de gérant-comptable.

Gestion individuelle.

La gestion administrative des hôpitaux militaires, au lieu d'être collective et confiée à un conseil d'administration, est individuelle ; elle est confiée à l'officier d'administration officiellement désigné pour exercer cette gestion, sous la surveillance du médecin-chef. A ce titre, il a pour obligations fondamentales : de faire fonctionner régulièrement les diverses parties du service administratif de l'hôpital ; d'être le gardien et le conservateur des bâtiments, du matériel, des approvisionnements et des deniers de l'établissement ; enfin de faire établir les écritures prescrites par les règlements. (Art. 155, 389.)

Responsabilité du gestionnaire.

Le gestionnaire fournit en numéraire un cautionnement versé dans les caisses du Trésor public, pour garantir ses responsabilités précuniaires. (Notice 11.)

Les ordres du médecin-chef qui, par leur nature ou leurs effets, lui paraîtraient pouvoir engager indûment sa responsabilité, sont donnés par écrit et transcrits sur un registre des autorisations du médecin-chef (mod. 81). Le médecin-chef, de son côté, adresse sans délais copie de ces ordres au directeur du service de santé. (Art. 390.)

Cas d'absence.

Lorsque le gestionnaire s'absente, il est suppléé par l'officier d'administration le plus ancien du grade le plus élevé, sinon par un officier d'administration en sous-ordre, ayant sa confiance, et auquel il donne une procuration régulière, pour gérer en son nom, sa responsabilité pécuniaire n'étant pas suspendue. (Art. 156.)

Remise du matériel.

Dans le cas de mutation du gestionnaire, toutes les opérations relatives à la remise du matériel proprement dit sont effectuées par des recensements contradictoires des deux gestionnaires se succédant, conformément aux prescriptions du règlement sur la comptabilité des matières du département de la guerre. (Art. 436.)

Remise des objets de consommation.

En ce qui concerne les objets de consommation, le recensement est opéré après arrêté du livret mensuel des entrées et sorties de ces objets. Un procès-verbal d'inventaire, dressé par le médecin-chef, et signé contradictoirement par les deux gestionnaires se succédant, constate s'il y a lieu les excédents ou les manquants. Il est statué sur ce document dans les formes prescrites par le règlement sur la comptabilité des matières, pour ce qui appartient au matériel proprement dit. (Art. 440.)

Remise des valeurs et objets appartenant aux successions.

Après arrêté contradictoire des registres des effets et des dépôts faits par les malades, ainsi que des inventaires après décès, le gestionnaire entrant donne décharge au gestionnaire sortant des effets, des valeurs et des objets dont il a vérifié l'existence. (Art. 441.)

Solution des contestations survenant dans la reprise de service.

S'il s'élève des difficultés entre le gestionnaire entrant et le gestionnaire sortant, relativement à la nature, à l'état de conservation et au classement des matières, effets, objets ou denrées recensés, le médecin-chef, après avoir recueilli l'avis des intéressés dans un procès-verbal, y formule sa décision en la motivant. Si l'un ou l'autre des intéressés appelle de cette décision, mention en est faite sur le procès-verbal, qui est transmis au Ministre de la guerre. Le Ministre de la guerre statue, ou, s'il le juge utile, ordonne un supplément d'enquête. Chaque gestionnaire se fait alors représenter par un expert, et un troisième expert est demandé par le médecin-chef au président du tribunal de commerce, à son défaut au maire. Après avoir recueilli les avis des trois arbitres dans un procès-verbal, le médecin-chef transmet ce document au Ministre pour baser sa décision finale. Les frais d'expertise sont à la charge de la partie condamnée. (Art. 442.)

Rapport d'ensemble sur la remise de service.

Quand les opérations d'une remise et d'une reprise de service sont terminées, le médecin-chef en rend compte dans un rapport sommaire au directeur du service de santé, qui le transmet au Ministre avec ou sans observations. (Art. 443.)

Mode de vérification et de surveillance du fonctionnement des diverses branches du service administratif.

Les opérations successives de reprise de service permettent au gestionnaire nouveau venu de vérifier la situation du matériel, des approvisionnements, des fonds, des écritures et du fonctionnement de ces branches du service administratif de l'hôpital. Pour prendre connaissance du fonctionnement des autres parties du service, il visite chaque local à destination spéciale et s'assure : d'une part, qu'il remplit les conditions techniques et administratives qu'exige sa destination ; d'autre part, que le travail administratif qu'y exécutent ses sous-ordres et les infirmiers est bien organisé et réglé pour ces derniers par des consignes placardées dans le local. (Voir, pour le détail, chapitre III.)

Il renouvelle ses rondes ultérieurement et, s'il constate quelque part des irrégularités ou des imperfections, son devoir est d'y remédier avec l'assentiment du médecin-chef et de proposer progressivement les améliorations qui lui paraissent utiles aux malades ou à la gestion.

5° Ecritures.

Nomenclature des registres à tenir.

L'officier d'administration gestionnaire tient les registres énumérés ci-après. (Notice 10.)

Contrôles et effectifs.

1. — Le registre des entrées des malades (mod. 111).
2. — Le registre de l'effectif des malades (mod. 112).
3. — Le registre de l'effectif des officiers de garde et des infirmiers nourris à la dépense, ainsi que des sœurs hospitalières (mod. 113).
4. — Les contrôles nominatifs trimestriels des malades par corps (mod. 114).
5. — Le registre matricule des officiers.
6. — Le contrôle nominatif des médecins, pharmaciens et officiers d'administration (mod. 12 N. G.).
7. — Le registre-contrôle du personnel civil (mod. 107).

Dépôts et successions.

8. — Le registre des effets des entrants (mod. 49).
9. — Le registre des dépôts (mod. 48).

10. — Le registre inventaire des effets ou objets laissés par les décédés ou les évadés (mod. 101).

11. — Le carnet-inventaire des valeurs et des effets laissés par les décédés (mod. 100).

Service général.

12. — Le registre des autorisations du médecin-chef (mod. 81).

13. — Le registre des procès-verbaux de la commission de réception (mod. 86).

14. — Le livret du blanchissage du linge et des effets (mod. 87).

15. — Le carnet des travaux exécutés dans les bâtiments (mod. 78).

16. — Le registre de visite (mod. 59).

17. — Le registre des observations faites par les officiers de visite (mod. 59 *bis*).

18. — Le registre des militaires non catholiques (mod. 43).

19. — Le registre des décès (mod. 67).

20. — Le registre des conférences.

21. — Le catalogue des archives (mod. 139).

22. — Le registre du vaguemestre (mod. 42 *bis*).

23. — Le registre de correspondance (mod. 30).

Bibliothèque.

24. — Le livre-journal de la bibliothèque (mod. 97).

25. — Le catalogue méthodique (mod. 98).

26. — Le carnet des ouvrages en lecture (mod. 99).

Remboursements des frais de traitement.

27. — Les feuilles nominales décomptées (mod. 118).

Comptabilité des deniers.

28. — Le registre-journal des recettes et dépenses (mod. 115).

29. — Le carnet des comptes courants en deniers avec les gérants d'annexes (mod. 115 *bis*).

30. — Le carnet des achats sur place (mod. 80).

31. — Le carnet à souche des reçus délivrés (mod. 94).

Dépense et comptabilité des consommations.

32. — Le carnet à souche des bons délivrés (mod. 109).

33. — Le registre de réception des denrées (mod. 85).

34. — Le registre mensuel des entrées et sorties des denrées et objets de consommation (mod. 116).

Comptabilité en matières.

35. — Les registres-journaux des entrées et sorties des matières.

36. — Le compte annuel de gestion des matières.

37. — Le registre du matériel prêté.

38. — Le registre des récépissés comptables.

39. — Le carnet des récépissés provisoires.

40. — Le catalogue des ordres ministériels particuliers ou généraux relatifs aux fixations de la réserve de guerre.

41. — Le carnet des unités collectives incomplètes.

42. — Le registre des matériaux d'emballage.

43. — Les carnets-inventaires permanents des objets mobiliers en service (mod. 83).

44.— Le carnet-inventaire général du matériel.

45. — Le livret auxiliaire des mouvements du matériel entre l'hôpital central et les annexes (mod. 117).

46. — Le livret auxiliaire des confections, transformations, démolitions et réparations (mod. 91 *bis*).

47. — Les carnets des livraisons aux corps de troupe et autres parties prenantes (mod. 117 *bis*).

48. — Le carnet auxiliaire des visites et manutentions des approvisionnements (mod. 146 *bis*).

Nomenclature des comptes à produire.

Au moyen des enregistrements précédents, le gestionnaire établit pour l'administration centrale des hôpitaux six comptes rendus récapitulatifs sur les opérations de la gestion de l'hôpital :

1° Le compte trimestriel en journées (mod. 119) ;

2° Le compte annuel en journées (mod. 120) ;

3° Le compte trimestriel en consommations (mod. 122) ;

4° Le compte annuel en consommations (mod. 124) ;

5° Le compte annuel de destination des décédés et des évadés (mod. 125) ;

6° Le compte annuel de gestion en matières.

Au moyen des enregistrements précédents, il établit encore pour les autorités civiles et militaires divers autres documents dont l'énumération est faite au chapitre VI.

Vérification et transmission des écritures.

Tous les registres sont soumis au visa du médecin-chef : 1° périodiquement, après chaque arrêté mensuel, trimestriel ou annuel, selon l'objet du registre ; 2° accidentellement, à l'occasion de chaque inventaire et de chaque vérification éventuelle de caisse ou d'écritures.

Les comptes et autres documents extraits des enregistrements sont établis par les soins du gestionnaire, sur des formules appropriées, indiquées par les règlements en vigueur.

Le médecin-chef constate par son visa la conformité de ces documents aux souches originelles, pour les transmettre aux chefs de corps ou de services de la garnison, directement, et autres autorités supérieures, par la voie hiérarchique du directeur du service de santé.

INFIRMIERS MILITAIRES.

EMPLOIS DES GRADÉS

Service d'infirmier-major dans une division de malades.

Un infirmier à caducée, du grade de sergent, est affecté à chaque division de malades, avec le titre d'infirmier-major. Il commande le personnel des infirmiers dans l'accomplissement de tous les détails techniques ou administratifs du service, en se conformant aux prescriptions du règlement et aux ordres particuliers du médecin traitant ou du gestionnaire.

Il est responsable, vis-à-vis du médecin traitant, de la discipline générale, de l'ordre, de la propreté, ainsi que de la bonne exécution des prescriptions faites pour les malades.

Il est responsable, vis-à-vis du gestionnaire, de la garde et de l'entretien du matériel de la division; de la bonne distribution aux malades des aliments qu'il reçoit de la dépense ; enfin, de la bonne tenue des locaux et des déepndances de la division. (Art. 167, 168, 393.)

Revue de propreté des infirmiers.

Dès que les infirmiers ont répondu à l'appel du matin, l'infirmier-major les passe en revue, se rend compte de leur état de santé, examine leurs vêtements de travail ; il remplace ceux qui sont souillés; il fait relever les manches pour découvrir les avant-bras, il fait couper et nettoyer les ongles, savonner les mains. .

Répartition du travail.

L'infirmier-major désigne les infirmiers, porteurs du caducée, qui doivent tenir les cahiers de visite, les relevés, les listes des tisanes, des bains et des douches ; il répartit les autres dans les salles de malades ; il leur donne pour auxiliaires des infirmiers sans caducée, les réservistes et les territoriaux.

Après cette répartition des infirmiers dans tous les locaux

de la division, il s'assure qu'ils connaissent ce qu'ils ont à faire ; il fait lire à haute voix par les nouveaux venus les consignes placardées auxquelles ils doivent se conformer; il donne toutes les explications nécessaires et tous les ordres qu'il juge utiles pour les travaux à exécuter dans la journée.

Il affiche dans chaque salle le nom des infirmiers de service dans les vingt-quatre heures et l'ordre de leur remplacement pour les gardes de nuit.

Départ des sortants.

L'infirmier-major s'assure que le bureau des entrées a délivré la veille aux sortants leurs vêtements militaires, les objets leur appartenant, leur plaque d'identité, leur livret individuel, leur billet de sortie et, s'il y a lieu, une feuille de route, un bon de transport et l'indemnité de route.

Il leur fait distribuer les médicaments et les aliments prescrits la veille (art. 269) ; enfin, il les met en route pour rejoindre leur corps, soit à pied, soit en voiture, soit accompagnés des gradés envoyés par leur compagnie au-devant d'eux.

Service avant la visite médicale.

L'infirmier-major envoie aux bains et aux douches les malades désignés la veille pour en prendre avant la visite. Il fait distribuer aux malades le petit déjeuner. Il fait ouvrir les fenêtres selon les instructions reçues pour la saison, allumer les feux, éteindre les veilleuses et les lampes.

Il fait réparer le désordre des lits et prendre la température clinique des malades dont on lui a donné la liste, ou de ceux qui ont de la fièvre.

Service pendant la visite médicale.

L'infirmier-major désigne les infirmiers qui doivent suivre le médecin traitant de lit en lit pendant la visite en portant des draps d'alèze, des cuvettes, des savonnettes, des serviettes, etc.

Il surveille la tenue des cahiers de visite, des listes des tisanes, bains et douches, et prend lui-même en note les recommandations particulières faites par le médecin traitant.

Il fait aider les malades pendant l'examen médical qu'ils ont à subir, et donne tous les ordres voulus, selon les circonstances, pour assister le médecin traitant.

Service après la visite médicale.

L'infirmier-major fait immédiatement transporter à la buanderie dans des récipients clos tout le linge provenant des pansements et encore utilisable ; tout ce qui est hors de service est brûlé au foyer des bains ou de la buanderie.

Il remet au médecin traitant le rapport journalier (mod. 42), en lui rendant compte verbalement des faits nouveaux et de tous les besoins du service de la division.

Il fait signer les billets des décédés de la veille, des sortants du lendemain, ainsi que les bons et les relevés des prescriptions du jour, pour envoyer aussitôt les pièces au bureau des entrées, à la pharmacie et à la dépense.

Par une ronde dans les salles, il s'assure que les infirmiers exécutent d'une façon convenable les travaux prévus par les consignes placardées.

Distribution de 10 heures.

A la sonnerie de la soupe, à 10 heures du matin, l'infirmier-major va à la dépense prendre livraison des aliments et des boissons portés sur le relevé du jour, et préside à leur distribution aux malades.

Il désigne les infirmiers qui vont prendre leur repas immédiatement après la distribution aux malades, et la série de ceux qui doivent rester dans les salles, pour ne prendre leur repas qu'après le retour de la première série.

Il va ensuite lui-même déjeuner.

Travaux de propreté.

Après son repas, l'infirmier-major revient surveiller le lavage des ustensiles de table des malades et l'exécution des travaux prescrits par les consignes entre les visites ou ordonnés par lui-même.

Echange du linge.

Il fait procéder à l'échange du linge des malades qui en ont immédiatement besoin, ou, selon le jour, aux échanges périodiques, et fait transporter de suite à la buanderie le linge sale, dans des sacs ou des récipients à désinfection. (Art. 168.)

Bains et Douches.

Il envoie aux bains les malades qui doivent en prendre, ainsi que des douches, dans la journée.

Visite des officiers.

Lorsqu'il y a des rondes d'officiers ou des visites d'officiers supérieurs et de généraux dans les salles de malade, sans faire

de commandements à haute voix, qui pourraient troubler le
repos de certains malades, il fait ranger au pied de leur lit
les hommes qui ne sont pas couchés, et il accompagne les officiers dans toutes les salles de la division.

Il se met également à la disposition des médecins des corps
de troupe qui viennent visiter leurs malades à l'hôpital, et
leur donne communication des cahiers de visite.

Service des entrants.

Lorsqu'un malade entre dans sa division, l'infirmier-major
prend les ordres du médecin de garde ; il fait préparer un lit,
garni selon le cas d'un drap d'alèze ; il fait laver les pieds,
les mains et le visage du malade, si cette mesure n'a pas été
effectuée au bureau des entrées d'une façon complète ; enfin,
il s'assure qu'il est pourvu des vêtements nécessaires et de
tisane.

Cas dans lesquels il doit faire appeler le médecin de garde.

Lorsqu'un malade est pris de malaise imprévu, l'infirmier-
major le fait aussitôt assister par un infirmier de la salle et,
s'il ne peut lui-même apporter aucun soulagement au malade,
il fait appeler le médecin de garde.

Décès.

Quand un malade est agonisant, l'infirmier-major fait placer un paravent autour de son lit, pour le soustraire à la vue
de ses voisins toujours péniblement impressionnés. Dès que
la mort est survenue, il fait prévenir le médecin de garde
pour la constatation du décès.

Après cette constatation, il fait porter le décédé, pourvu de
sa plaque d'identité, à la salle mortuaire, en le plaçant sur
un brancard, avec son matelas, ses draps, ses couvertures et
son linge de corps. Sur le lit de camp de la salle des morts,
le corps est dévêtu ; le linge, les vêtements et tous les effets
de literie sont ensuite emportés sur le brancard à la buanderie
pour être désinfectés ou lessivés et le matelas refait.

Aussitôt après l'enlèvement du décédé, l'infirmier-major fait,
en présence de l'officier d'administration de garde et avec le
concours de deux témoins pris dans la salle, un inventaire
des objets personnels du décédé. Ces objets sont remis, avec
le livret individuel et l'inventaire, au bureau des entrées.

Evasion.

Quand l'infirmier-major constate l'absence prolongée d'un
malade, il rend compte à l'officier d'administration de garde

des circonstances connues de cette absence, qui font supposer une évasion.

Il fait immédiatement l'inventaire des effets que l'évadé a pu emporter et de ceux qu'il a laissés, en distinguant ceux qui lui appartiennent en propre et ceux qui appartiennent à l'Etat. (Art. 279.)

Il fait déposer au bureau des entrées le billet d'hôpital et tous les effets, avec leur inventaire.

Visite médicale du soir.

Le service, à la visite médicale du soir, s'exécute comme à celle du matin ; les prescriptions ayant été faites le matin pour vingt-quatre heures, elles ne sont à faire le soir que pour les entrants ; des bons particuliers sont établis, portés aussitôt à la dépense et annexés au relevé du jour.

Distributions de 5 heures.

L'infirmier-major fait distribuer de nouveau des tisanes aux malades, et, à la sonnerie de la soupe, à 5 heures, il préside comme le matin à la distribution du repas du soir.

A la tombée du jour, et dès le repas du soir, s'il est besoin, il fait allumer les lampes et les veilleuses ; les lampes sont éteintes après le repas et les veilleuses restent allumées jusqu'au lendemain matin.

Infirmiers de garde.

Après avoir pris son repas, ainsi que les infirmiers, l'infirmier-major fait une ronde dans les salles de sa division ; il s'assure que les infirmiers de garde sont à leur poste ; il leur donne les instructions nécessaires pour le service de nuit, en recommandant à leur attention les malades les plus graves.

Ecritures.

L'infirmier-major tient les écritures indiquées ci-après :

1° Un carnet-inventaire (mod. 83) de tout le matériel qui existe dans les divers locaux de la division. Il y mentionne au jour le jour les mouvements que subit le matériel, et, dans la colonne des observations, il inscrit le matériel cassé, perdu ou en réparation. (Art. 393.)

2° Un carnet auxiliaire des mouvements du linge. Aucun dépôt de linge sale ne devant être toléré dans un hôpital ailleurs qu'à la buanderie, l'infirmier-major tient un carnet spécial du linge qu'il y fait porter à chaque instant de la journée ; le préposé à la buanderie y appose chaque fois un visa de récépissé. Sur la présentation de ce carnet au magasin de la lingerie, tout le linge déposé par la division à la buanderie est aussitôt remplacé par du linge propre de même nature, et réintégré dans la réserve de matériel dont dispose l'infirmier-major dans sa division.

3° Un rapport particulier (mod. 42), par lequel il rend compte de la situation des malades et des infirmiers de sa division, des besoins nouveaux en personnel, en matériel, et des réparations à effectuer. Une expédition de ce rapport est remise à l'officier d'administration de garde, l'autre au médecin traitant, avec des explications verbales, s'il y a lieu.

4° Les bons de matériel (mod. 55), pour fournitures de bureau, bandages herniaires, cannes, béquilles, lunettes, genouillères, bas élastiques nécessaires, etc. Ils sont visés par le médecin traitant, puis par le médecin-chef, pour exécution avant la prise de livraison dans les magasins de l'hôpital. Après cette livraison, la partie prenante y appose un visa de récépissé, et le bon est retourné au gestionnaire, pour être annexé à sa comptabilité. (Art. 225.)

5° Un état décadaire nominatif des malades qui fument, visé par le médecin traitant. Les états nominatifs des divisions sont récapitulés par le gestionnaire sur un bon général que vise le médecin-chef, pour être adressé à l'agent des contributions indirectes de la garnison. (Décis. minist. du 26 avril 1883.) La répartition du tabac perçu se fait ensuite d'après les états fournis par les divisions. (Art. 168 et 393.)

Service d'infirmier-major de garde.

Les infirmiers sous-officiers, et, à défaut, les caporaux, sont commandés de garde à tour de rôle par le gestionnaire pendant vingt-quatre heures. Dans les grands établissements, il est utile d'avoir deux infirmiers-majors de garde simultanément ; dans ce cas, le partage du service est réglé par l'officier d'administration de garde.

L'infirmier-major de garde fait les appels et les contre-appels ; il commande et surveille les grandes corvées et fait accomplir les punitions. Il a la police des cours et des promenoirs ; il veille à leur propreté, ainsi qu'à celle de toutes les parties intérieures de l'hôpital.

Pendant la nuit, il supplée à l'absence des infirmiers-majors dans les divisions ; il fait des rondes fréquentes dans les salles de malades et dans tout l'hôpital ; il s'assure que les infirmiers de garde sont à leur poste et qu'ils exécutent les consignes.

Ecritures.

En descendant la garde, il remet un rapport écrit à l'officier d'administration de garde, où il rend compte des appels, des rondes, des punitions qu'il a infligées, et de tous les événements survenus dans les 24 heures. (Art. 169.)

Service d'infirmier-major concierge.

Le fonctions de concierge de l'hôpital sont confiées à un sous-officier marié, ayant de la fermeté et de la discipline. Il habite avec sa famille des locaux particuliers situés près de la principale entrée. Devant cette entrée, est placée une barrière, pour faciliter la surveillance du concierge. Les autres portes d'entrée de l'hôpital sont tenues fermées, et le concierge reste détenteur des clefs. (Art. 157.)

Conformément à une consigne générale, visée par le commandant d'armes et placardée devant la porte de la loge, les malades se présentant pour entrer à l'hôpital sont admis à toute heure par le concierge, qui les dirige immédiatement au bureau des entrées.

Le concierge ne laisse sortir de l'établissement que les malades dont le billet d'hôpital est régulièrement visé pour la sortie, ou ceux qui sont munis d'une permission signée du médecin-chef. (Art. 254.)

Il ne laisse sortir les infirmiers de l'établissement, en dehors des heures fixées pour les sorties générales, que s'ils sont porteurs d'une permission régulière, ou chargés d'un service extérieur, et il vérifie toujours la correction de la tenue militaire.

L'entrée de l'hôpital est libre pour tous les officiers de l'armée. Les hommes de troupe n'y sont admis en visiteurs que le jeudi et le dimanche, de midi à 2 heures. Pour entrer les autres jours, aux mêmes heures, ils doivent se pourvoir d'une autorisation spéciale du médecin-chef.

Les personnes étrangères à l'armée ne sont admises dans l'hôpital que si elles ont obtenu une autorisation écrite du médecin-chef. (Art. 253.) Le concierge laisse entrer et sortir les fournisseurs, leurs représentants, ainsi que les ouvriers des deux sexes employés à l'hôpital, sur une autorisation écrite du gestionnaire, régularisée dès le lendemain par le visa du médecin-chef. (Art. 255.)

Le concierge ne permet l'introduction dans l'hôpital d'aucune allumette non amorphe, ni d'aucune espèce de comestibles, de boissons ou de médicaments, sans l'autorisation du médecin-chef. Il s'assure que non seulement les infirmiers et les ouvriers de l'établissement, mais aussi les sous-officiers, caporaux et soldats, ainsi que les visiteurs civils, qu'il a des motifs de soupçonner, ne sont pas porteurs de substances prohibées. S'il en découvre, il s'en empare et ne les restitue aux visiteurs qu'au moment de leur sortie de l'hôpital.

Il exerce aussi une surveillance active sur les personnes qui sortent de l'hôpital, afin de s'assurer que des denrées ou du matériel appartenant à l'Etat ne sont pas emportés, si ce n'est pour le service de l'établissement, et dans les circonstances prévues par les règlements. (Art. 256.) Quand son autorité devient insuffisante, et en cas de violence ou de voies de fait, il fait prévenir immédiatement l'officier d'administration de garde. (Art. 259.)

Le concierge ne peut vendre de menus objets qu'en vertu d'une permission du gestionnaire, qui fixe les tarifs de vente et les fait approuver par le médecin-chef. La vente de boissons ou de substances alimentaires lui est absolument interdite. (Art. 258.)

Ecritures.

Tous les matins, le concierge remet au gestionnaire un rapport écrit (mod. 58 *ter*).

Service de vaguemestre.

Un infirmier sous-officier est désigné par le gestionnaire pour remplir en permanence, sous sa surveillance, les fonctions de vaguemestre. Muni d'une commission délivrée par le gestionnaire et visée par le médecin-chef, le vaguemestre retire de la poste les lettres, mandats, bons de poste ou paquets adressés aux malades et au personnel de l'hôpital.

Les mandats ou bons de poste ne peuvent être présentés pour le paiement qu'avec le visa des destinataires présents à l'hôpital, et le vaguemestre est l'intermédiaire entre eux et la poste.

Ecritures.

Le vaguemestre tient un registre (mod. 42 *bis*) ; le gestionnaire est, sauf le cas de force majeure, pécuniairement responsable de la gestion du vaguemestre et des détournements qu'il pourrait commettre ; il prend en conséquence toutes les mesures de précaution qu'il croit nécessaires pour assurer la régularité de ce service.

Autres emplois administratifs des gradés.

Un infirmier sous-officier et des caporaux sont toujours chargés de la surveillance des hommes employés hors des divisions de malades dans les diverses parties du service administratif de l'hôpital.

Le rôle de ces gradés est analogue à celui des infirmiers-majors des divisions. Après l'appel du matin, ils passent la revue des infirmiers placés sous leurs ordres, en tenue de travail, ils les répartissent dans les différents locaux à destination spéciale consacrés aux travaux administratifs, ils font connaître le travail courant à exécuter dans chaque local, par la lecture des consignes qui y sont placardées, et leur donnent tous les ordres particuliers relatifs aux corvées imprévues par ces consignes.

Ecritures.

L'infirmier-major employé dans les services administratifs de l'hôpital tient ou fait tenir, sous sa surveillance et sa responsabilité particulière vis-à-vis du gestionnaire ou des officiers d'administration en sous-ordre :

1º Un carnet-inventaire permanent du matériel nécessaire à l'exécution du travail dans chaque local à destination spéciale (mod. 83) ;

2º Dans chaque atelier, un carnet auxiliaire où sont enregistrés chaque jour les opérations de réception, de transformation et de livraison, qui résultent du travail des infirmiers ou des autres employés.

3º Les bons de toute nature nécessaires à l'outillage et à l'exécution des travaux sont établis par ses soins et soumis au visa du gestionnaire avant d'être présentés aux magasins de l'hôpital.

SOLDATS-INFIRMIERS

Effectif du détachement hospitalier.

Le nombre des infirmiers nécessaires pour exécuter le service dans un établissement hospitalier est en rapport avec l'étendue et l'importance de l'établissement ; il est évalué dans le tableau A annexé au règlement, et le nombre des gradés y est fixé dans la proportion de un sur treize hommes. Lorsque l'effectif du détachement a besoin d'être modifié, le médecin-chef adresse une demande motivée au directeur.

Instruction militaire.

Les infirmiers reçoivent les principes de l'instruction militaire au dépôt de la section à laquelle ils appartiennent, avant d'être détachés dans un hôpital, dans les trois mois qui suivent leur incorporation. Cette instruction est autant que possible entretenue et développée ultérieurement dans les détachements, quel que soit le grade et l'emploi, par la diligence du commandant de détachement, sous la haute surveillance du médecin-chef.

Instruction professionnelle.

L'instruction professionnelle est donnée toute l'année à tous les infirmiers détachés à l'hôpital, quel que soit leur grade et leur emploi. Cette instruction comprend l'école de l'infirmier et du brancardier, ainsi que l'exécution des manœuvres qui y sont exposées.

Instruction technique.

L'instruction technique n'est donnée qu'aux infirmiers ayant fait preuve d'une instruction primaire suffisante. Ils sont classés dans un peloton spécial d'instruction, et, dès qu'ils se montrent capables de faire le service d'infirmiers dans les salles de malades, ils reçoivent la marque distinctive du caducée ; ils sont, en outre, inscrits par ordre de mérite au tableau d'avancement pour les grades de caporal et de sous-officier.

L'instruction technique est comprise dans la première et la deuxième partie de l'école de l'infirmier militaire ; elle est donnée en même temps que l'instruction militaire et professionnelle, mais elle doit être menée plus rapidement, de façon à être terminée dans le premier trimestre de l'année. Il importe, pour qu'elle soit très pratique, qu'elle soit donnée par un infirmier-major, sous la surveillance d'un médecin en sous-ordre. Quand ce dernier professe lui-même, le résultat est généralement moins satisfaisant, parce que l'enseignement est moins à la portée de l'auditoire. Le médecin doit toutefois procéder à des interrogatoires fréquents, et donner finalement des notes pour le classement technique des infirmiers. Ceux qui méritent de 10 à 20 points, 20 étant un maximum, sont présentés au directeur du service de santé comme ayant les aptitudes pour faire le service dans les salles de malades, et il leur accorde la marque distinctive du caducée.

Les infirmiers qui n'ont pu suivre les conférences organisées à l'hôpital pendant le premier trimestre de l'année, pour un motif quelconque, sont présentés dans le cours de l'année au directeur, pour l'obtention du caducée, lorsque, après leurs études personnelles, ils sont en état de répondre convenablement aux interrogations sur les deux premières parties de l'école de l'infirmier militaire. La même faveur est applicable aux infirmiers réservistes et territoriaux à la fin de leurs périodes d'instruction, car il y a grand intérêt, en campagne, à distinguer par le caducée les hommes auxquels on peut confier un malade ou un blessé.

Emplois divers.

L'école de l'infirmier et les conférences pratiques ne peuvent donner qu'une première initiation aux travaux professionnels, mais elle se développe et se complète par la pratique du service courant. En principe, les infirmiers les plus intelligents, porteurs du caducée, sont employés dans les salles de malades, dans les salles d'opérations et de pansements, à la tenue des cahiers de visite, et, hors des divisions, à la tenue des écritures administratives ; les autres sont employés comme auxiliaires dans les salles pour faire les corvées de propreté, ou ailleurs, dans les services de l'administration, pour tous les autres travaux, en tenant compte de la profession manuelle de l'homme avant son incorporation.

Doucheurs-masseurs.

Tous les ans, du 15 juin au 31 juillet, des cours théoriques et pratiques de massage et d'hydrothérapie sont professés dans les hôpitaux militaires du Val-de-Grâce à Paris, de Desgenettes à Lyon, et du Dey à Alger.

Les infirmiers, soldats ou gradés, à diriger sur ces centres d'instruction, sont choisis parmi les plus vigoureux et ceux qui présentent l'aptitude à suivre avec fruit les cours professés.

Le Ministre de la guerre fait connaître en temps utile le nombre d'infirmiers par corps d'armée à diriger sur chacun de ces trois centres d'instruction. A l'issue des cours, un rapport du médecin-chef rend compte de l'enseignement et des résultats obtenus.

Mécaniciens.

L'emploi journalier d'appareils à vapeur (étuves à désinfection sous pression, machines à vapeur pour buanderies, calorifères, etc.) dans les établissements du service de santé exige des infirmiers chauffeurs et mécaniciens, capables de diriger la marche de ces appareils.

Chaque année, un certain nombre d'infirmiers sont admis à suivre pendant 40 jours, aux dates fixées par le Ministre, les cours professés à l'Ecole des mécaniciens, instituée à Paris (quai de Billy). Pendant leur séjour à cette école, ils sont soumis à des règles fixées par l'instruction ministérielle du 3 janvier 1896, sur le fonctionnement de l'école. Les infirmiers qui ont suivi avec succès les cours de l'école des mécaniciens sont admis à concourir pour le grade de caporal, alors même qu'ils n'auraient pu faire partie du peloton d'instruction.

Le Ministre fait connaître chaque année, en temps utile, le nombre des infirmiers à diriger sur l'école des mécaniciens ; on doit désigner de préférence ceux qui exercent la profession de mécaniciens ou de chauffeurs conducteurs de machines, et, à défaut de ceux-ci, d'autres professions quelconques.

Électriciens.

Dans les hôpitaux éclairés à l'électricité, un infirmier électricien est demandé annuellement au recrutement ; à défaut d'infirmier de cette profession, le médecin-chef adresse, par la voie du directeur, une demande motivée au général en chef, qui fait alors passer dans le détachement d'infirmiers un électricien appartenant à un autre corps de troupe.

Autres spécialités professionnelles.

On procède en général de la même façon pour obtenir un perruquier, un ferblantier, un menuisier, un tailleur ou un cordonnier, lorsque ces professions sont nécessaires au service de l'hôpital et qu'elles font défaut à la section d'infirmiers et dans le détachement hospitalier.

Organisation et surveillance des travaux.

Les détails des travaux autres que ceux relevant d'une spécialité professionnelle, qui incombent aux infirmiers à chaque heure du jour, quel que soit l'emploi, leur sont indiqués par les consignes sanitaires et administratives placardées dans les locaux où ils travaillent, de façon qu'ils ne puissent nulle part pécher par ignorance. Les infirmiers-majors qui les commandent ont pour devoir de faire lire à haute voix ces placards aux infirmiers réservistes et territoriaux, tous les matins, à l'arrivée dans les locaux des services; et aux infirmiers de l'armée active une fois par semaine. Ils s'assurent en outre, par des rondes fréquentes, que les consignes sont observées partout et le travail bien exécuté.

Service des infirmiers de garde.

Les infirmiers non gradés concourent entre eux à tour de rôle à un service de garde pendant la nuit. La durée de la

garde est de vingt-quatre heures; mais, à partir de l'appel du
soir, la moitié des hommes de garde est autorisée à se coucher
jusqu'à minuit, pour venir eusuite remplacer, de minuit à
l'appel du matin, ceux qui ont veillé dans la première partie
de la nuit.

Autant que possible, les infirmiers sont désignés pour monter la garde dans les locaux où ils sont employés pendant le
jour et dans les salles de malades auxquelles ils sont attachés. Dans les salles de malades, un infirmier porteur de caducée doit toujours être de garde simultanément avec un infirmier sans caducée.

La liste nominative des hommes de garde pour chaque moitié de la nuit est arrêtée par le gestionnaire, et les extraits de
cette liste sont affichés dans chaque salle par les soins de l'infirmier-major.

La surveillance du service des hommes de garde est exercée
par l'infirmier-major de garde, qui fait des rondes dans l'hôpital à toute heure de la nuit.

MINISTRES DES CULTES

Organisation du service des cultes.

Dans toutes les places où il existe un hôpital militaire. un
ministre de chacun des cultes peut être désigné pour visiter les
militaires malades ses coreligionnaires, et leur offrir les con-
solations de leur foi. Ces ministres sont choisis de préférence
parmi ceux qui exercent dans la localité. (Art. 179.)

Sur la présentation de l'autorisation des consistoires dont
ils relèvent, le médecin-chef délivre à chacun de ces ministres
un permis permanent de pénétrer dans les salles de malades.
Le médecin-chef fait en outre connaître au comandant d'armes et au directeur du service de santé le nom des ministres
qu'il a ainsi autorisés à visiter les militaires hospitalisés. (Art.
180.)

Délégation de pouvoirs.

Un ministre de culte, dûment autorisé à visiter les militaires malades de l'hôpital, peut, en cas d'absence momenta-
née, et avec l'agrément du médecin-chef, déléguer temporairement ses pouvoirs à un ministre du même culte exerçant
dans la localité : le délégué est substitué au ministre absent
dans ses prérogatives et ses obligations. (Art. 181.)

Heures consacrées aux visites.

Les heures consacrées aux visites des ministres des cultes sont déterminées par le médecin-chef.

Dans le cas où un malade, reconnu en danger de mort, témoignerait à quelque heure que ce fût le désir de s'entretenir avec le ministre de son culte, le gestionnaire déférerait immédiatement à ce vœu, en faisant avertir le ministre, sauf à en informer le médecin-chef. (Art. 182.)

Visite d'un ministre autre que celui autorisé.

Si un militaire malade demande à communiquer avec un ministre de sa religion, autre que celui dont l'admission permanente à l'hôpital a été autorisée, il est rendu compte au médecin-chef, qui satisfait à cette demande, à moins qu'il n'ait des motifs sérieux pour s'y refuser ; auquel cas, il rend compte au commandant d'armes, qui décide.

Cette autorisation exceptionnelle est renouvelée pour chaque visite, sauf le cas d'urgence, constaté par le gestionnaire, qui en informe le médecin-chef. (Art. 183.)

Défense aux ministres des cultes de communiquer avec d'autres malades que leurs coreligionnaires.

Les ministres autorisés ne communiquent qu'avec leurs coreligionnaires ; toutefois, lorsqu'il n'y a dans la localité qu'un pasteur du culte protestant, celui-ci peut exercer son ministère auprès des malades appartenant à d'autres communions que la sienne, s'il est pourvu à ce sujet de l'autorisation de son consistoire.

Les ministres admis dans un hôpital militaire ne peuvent avoir avec les malades que des entretiens individuels. Toute infraction à cet égard prive de plein droit le ministre qui l'a commise de la faculté d'exercer son ministère religieux dans l'hôpital. (Art. 184.)

Aumôniers succursalistes du culte catholique.

Des ministres du culte catholique, désignés par l'autorité ecclésiastique, reçoivent du Ministre de la guerre des lettres de service d'aumôniers succursalistes, pour assurer en permanence le service du culte catholique dans les hôpitaux militaires importants. Une allocation mensuelle, fixée par la lettre de service, leur est ordonnancée par le directeur du service de santé. Ils reçoivent en outre, pour chaque service funéraire auquel ils assistent, une rétribution fixée par la notice 13 et acquittée par le gestionnaire, comme les autres frais d'inhumation. (Art. 173 et 174.)

Aumôniers requis.

Dans les hôpitaux militaires trop peu importants pour nécessiter la présence permanente d'un aumônier, le service du culte catholique est confié à un membre du clergé de la localité, désigné par l'autorité ecclésiastique, sur la demande du directeur du service de santé. Une indemnité mensuelle peut lui être allouée par le Ministre de la guerre, comme aux aumôniers succursalistes. (Art. 178.)

Devoirs des aumôniers envers les malades.

L'aumônier dit la messe chaque matin ; il fait aussi la prière à la chapelle chaque soir après le repas. Les prières communes hors de la chapelle sont interdites.

L'aumônier fait des visites journalières dans les salles de malades ; il se met à la disposition des malades qui leur demandent les secours de la religion, et leur administre les sacrements. Ces visites doivent être faites en dehors des heures du service médical et des repas.

Si l'aumônier titulaire s'absente, il doit faire agréer son remplaçant par le médecin-chef.

Il est interdit aux aumôniers de distribuer des journaux et de faire aucun acte de propagande ; il leur est également interdit de provoquer ou d'accueillir, de la part des malades, des réclamations qui ne sont pas de leur compétence exclusive et de s'immiscer en aucune façon dans les détails du service de santé. Enfin, ils ne doivent recevoir aucun dépôt d'effets ou de valeurs, à quelque titre ou pour quelque destination que ce puisse être. (Art. 176.)

Responsabilité administrative et écritures.

L'aumônier est responsable vis-à-vis du gestionnaire des effets et objets mis à sa disposition pour le service du culte ; il prend soin des vases sacrés, il veille à l'entretien des ornements ou objets du culte et en tient le carnet-inventaire (mod. 83).

Un infirmier est préposé à la garde de ces objets et à la propreté de la chapelle. (Art. 175.)

Un enfant assiste l'aumônier dans la célébration de la messe journalière. Cet enfant, choisi par lui et agréé par le médecin-chef, reçoit 0 fr. 50 par messe, et cette rétribution est acquittée par le gestionnaire. (Art. 175.)

Registre des ministres autorisés et des malades non catholiques.

Il est ouvert au bureau des entrées de chaque hôpital militaire un registre spécial (mod. 43), divisé en autant de parties qu'il y a de cultes ou de communions différentes.

Les noms et prénoms des ministres des cultes qui sont pourvus d'une autorisation permanente de visiter leurs coreligionnaires hospitalisés y sont inscrits, avec leur domicile, la date d'autorisation de leur consistoire et celle du permis délivré par le médecin-chef. (Art. 186.)

Les militaires non catholiques sont, au moment de leur entrée à l'hôpital, inscrits à la suite, dans la partie du registre affectée au culte auquel ils déclarent appartenir ; sinon, leur inscription est faite d'après les renseignements obtenus à ce sujet des personnes accompagnant ou connaissant particulièrement les malades.

Les ministres des cultes peuvent à toute heure du jour consulter les inscriptions des entrants sur ce registre, et ils sont admis, s'ils le désirent, à rendre visite à leurs coreligionnaires. Il est rendu compte de ces visites au médecin-chef, par la voie du rapport de l'officier d'administration de garde et du gestionnaire.

SŒURS HOSPITALIÈRES

Organisation et répartition.

Des sœurs hospitalières sont placées dans quelques hôpitaux militaires, en vertu d'une décision ministérielle particulière pour chaque hôpital.

Des traités, passés avec les congrégations auxquelles elles appartiennent, règlent toutes les conditions moyennant lesquelles elles apportent leur concours au service de santé. Les conventions fixent le nombre des sœurs ; mais ce nombre peut être augmenté ou diminué sur la proposition du directeur du service de santé ; le Ministre statue.

Les sœurs sont placées à l'hôpital sous la direction de l'une d'elles, qui prend le nom de sœur supérieure, et qui est l'intermédiaire pour les rapports de service avec le médecin-chef. La sœur supérieure fournit mensuellement au médecin-chef un état nominatif des sœurs qui ont fait du service à l'hôpital et le tient au courant des mutations individuelles au fur et à mesure qu'elles se produisent.

L'initiative des demandes de changement individuel appartient soit à la sœur supérieure, soit au médecin-chef.

La sœur supérieure répartit les sœurs dans les divers services de l'hôpital, où elles restent soumises à sa surveillance.

Déférence à laquelle elles ont droit.

Les sœurs accomplissent dans les hôpitaux une œuvre toute de dévouement et d'abnégation. Les infirmiers, aussi bien que les malades, sont tenus envers elles au respect et à la déférence. La sœur supérieure signale au médecin-chef les infirmiers dont les sœurs ont à se plaindre sous le rapport du manque de convenance, et enfin les malades qui méconnaissent leur caractère.

Fonctions.

Les sœurs sont tenues de se conformer aux lois, décrets et règlements sur le service de santé de l'armée.

Dans les salles, les sœurs entourent particulièrement de leurs soins les malades gravement atteints, et qui leur sont recommandés par le médecin traitant ; elles concourent à l'exécution régulière des prescriptions faites ; elles protègent les malades contre les imprudences et les écarts de régime ; elles signalent les irrégularités qu'elles n'ont pu empêcher et rendent compte au médecin traitant des remarques qu'elles ont pu faire sur l'état des malades pendant l'intervalle des visites. Tout en apportant aux malades les soins matériels que comporte leur situation, elles s'occupent des soins moraux et suppléent de leur mieux à l'absence de la famille.

Elles se substituent à l'infirmier-major de la division dans la garde et la conservation de la réserve de linge et de vêtements pour les malades, et tiennent alors le carnet-inventaire (mod. 83). (Art. 393.)

A la dépense et à la cuisine, les sœurs reçoivent du gestionnaire des fonds d'avance pour les achats quotidiens à faire sur place des quelques aliments légers et des desserts qui n'ont pas de fournisseur régulier par adjudication. Elles veillent à la distribution des boissons alimentaires et au bon emploi des denrées dont il est fait usage.

A la buanderie, les sœurs s'occupent des mouvements du linge, du travail des laveuses et de la bonne exécution du lessivage.

A la lingerie, les sœurs prennent soin du linge qui y est emmagasiné ; elles le font préparer par les ouvrières mises à leur disposition par le gestionnaire, elles le font plier et placer avec ordre sur les rayons, de façon à faciliter les recensements

et délivrent le linge de remplacement à tous les services, sur
la présentation de bons réguliers ou du livret des versements
faits à la buanderie. Elles tiennent le carnet-inventaire de la
lingerie (mod. 83).

Rapports avec le personnel administratif.

L'officier d'administration gestionnaire, et ses subordonnés,
entrent en rapport direct avec les sœurs, pour l'exécution des
détails dans les services qui leur sont confiés, et elles sont responsables vis-à-vis d'eux des objets matériels ou des denrées
remises à leur garde. Dans tous les autres cas, les communica-
tions doivent être faites par la voie du médecin-chef à la supérieure.

Il est interdit aux sœurs de provoquer ou d'accueillir soit
des réclamations, soit des dépôts d'effets ou de valeurs quelconques de la part des malades.

Rapports avec le personnel médical.

Les médecins traitants et leurs aides-majors entrent en rapport direct avec les sœurs pour tout ce qui peut intéresser les
soins à donner aux malades. Etant chargées de faire exécuter
les prescriptions des médecins, elles doivent être les premières
à les respecter et résister dans ce sens aux caprices des malades.

Logement.

Les sœurs sont toujours logées dans l'hôpital, autant que
possible dans un bâtiment isolé et à proximité des services
qui leur sont confiés. Quel que soit leur nombre, ce logement
comporte : un dortoir commun, un réfectoire commun, une
salle de réunion, un parloir, une infirmerie garnie de lits et
un cabinet pour la supérieure. L'entrée de la communauté
des sœurs est interdite aux malades et aux infirmiers.

EMPLOYÉS CIVILS

Organisation et répartition.

Dans les hôpitaux militaires, les employés civils ne sont
ordinairement que des couturières et des laveuses, qui travaillent sous la direction des sœurs, et, en l'absence de celles-ci,
sous la surveillance d'un infirmier-major.

Ce personnel civil étant en nombre très restreint, il est inpossible de leur appliquer strictement les règles générales du commissionnement à l'ancienneté, en usage dans les autres établissements militaires. (Décis. minist. du 25 mai 1899.)

Auxiliaires.

Les ouvriers et ouvrières sont admis par le gestionnaire, dans l'ordre des demandes et suivant les besoins, à travailler comme auxiliaires. Ils reçoivent un salaire mensuel, fixé par le Ministre pour chaque établissement, en se basant sur les prix-courants de la main-d'œuvre dans la localité.

Commissionnés.

Après un minimum d'une année d'ancienneté de service, les auxiliaires peuvent être commissionnés. Le nombre des commissionnés dans l'hôpital ne doit pas dépasser la moitié de l'effectif normal des employés civils ; cependant, en principe, si l'effectif de ceux-ci est impair, le nombre des commissionnés peut être majoré d'une unité. Le nombre total des commissionnés est d'ailleurs réparti proportionnellement entre les diverses professions employées à l'hôpital.

La nomination des commissionnés est faite par le médecin-chef, sur la proposition du gestionnaire. Il est rendu compte au Ministre, par la voie du directeur, de toutes les mutations concernant les auxiliaires et les commissionnés. (Décis. minist. du 27 janvier 1899.)

Versements mensuels à la Caisse des retraites.

Les employés civils commissionnés sont astreints à des versements mensuels à la Caisse des dépôts et consignations, avec participation de l'Etat, pour l'obtention d'une pension de retraite ouvrière.

Les services accomplis par les ouvriers sont admis en liquidation pour le droit à la pension ouvrière à partir de l'âge de 16 ans. Les versements effectués à la Caisse nationale des retraites avant cet âge profitent aux intéressés à titre de versements volontaires, sans participation de l'Etat. (Décis. minist. du 5 septembre 1900.)

Le 1er janvier, un état des ouvriers employés, et des accidents du travail survenus dans l'hôpital pendant l'année écoulée, est adressé au Ministre de la guerre, direction du contentieux et de la justice militaire. (Service courant, p. 197.)

CHAPITRE III

BATIMENTS ET LOCAUX A DESTINATIONS SPÉCIALES

BATIMENTS

Disposition générale des bâtiments dans les hôpitaux.

Il y a peu d'hôpitaux militaires qui soient, comme ceux du Val-de-Grâce, de Vincennes, de Bourges et de Marseille, installés dans des bâtiments construits spécialement pour y traiter des malades. La plupart sont dans des bâtiments affectés jadis à d'autres destinations, qui ont été appropriés ultérieurement, et tant bien que mal, aux besoins du service hospitalier. Aussi les hôpitaux militaires laissent fort à désirer sous le rapport des dispositions générales.

Dans les dernières années, on a construit en France, pour la population civile, des établissements hospitaliers fort bien conditionnés au point de vue de leur destination ; et on considère comme des modèles-types satisfaisants les hôpitaux à pavillons séparés, reliés entre eux par des galeries couvertes.

La superficie totale de ces établissements se calcule en moyenne à raison de 50 mètres carrés par lit. Les terrains secs, arides et en pente sont considérés comme les meilleurs. On les sillonne d'égouts et de canaux couverts, de façon à assurer le départ rapide des eaux usées et des eaux de pluie.

Dans les climats froids et tempérés, l'orientation générale des pavillons des malades est telle que les principales façades sont dirigées l'une à l'est, l'autre à l'ouest, de façon à être visitées tour à tour par le soleil. Dans les climats chauds, ce sont au contraire les pignons qui sont orientés à l'est et à l'ouest ; la façade regardant le midi est protégée au besoin par des toitures prolongées à l'italienne, ou par des vérandas.

Bâtiments affectés aux malades.

Le pavillon de malades comprend un rez-de-chaussée surélevé, et au plus un étage au-dessus du rez-de-chaussée. Il ne contient que 30 à 40 lits. Une surface de 8 mètres carrés, avec un espace de 40 mètres cubes, sont affectés à chaque lit.

Les lits sont répartis entre deux salles et trois ou quatre cabinets d'isolement. Un réfectoire, un office avec laverie, un cabinet de bains avec lavabo, un cabinet d'aisances, un cabinet pour l'infirmier-major ou pour une sœur, enfin un cabinet pour le médecin traitant, sont placés autour d'un vestibule central, qui sépare les malades d'un même pavillon en deux groupes secondaires.

Bâtiments affectés aux services administratifs.

Les constructions affectées aux services administratifs de l'hôpital sont à la périphérie de l'établissement et elles sont reliées aux pavillons des malades par des galeries ouvertes au moins d'un côté, et pourvues de voies ferrées pour faciliter partout les transports par vagonnets. Ces bâtiments secondaires sont, comme les pavillons des malades, appropriés à leur destination ; les conditions hygiéniques y sont sauvegardées avec soin, et des dispositions typiques, consacrées par l'expérience, y sont adoptées pour chacun d'eux.

Devoirs et attributions du médecin-chef.

En raison de l'influence directe qu'exercent les habitations sur la santé des occupants, depuis l'année 1898, il a été ouvert dans chaque hôpital militaire un registre, dit « de casernement », dans lequel sont relatés les origines des bâtiments affectés à l'hôpital, l'histoire de leurs transformations passées, les vices de construction constatés, les dispositions insalubres et contraires à l'hygiène, enfin les projets d'améliorations.

S'appliquer à améliorer dans la mesure du possible les locaux de l'hôpital, si mauvais qu'ils soient, est un devoir imposé à tout médecin-chef ; et, à cet effet, il ne doit pas perdre de vue les dispositions générales qui viennent d'être indiquées, dont les avantages au point de vue de l'hygiène et de la bonne organisation des services sont aujourd'hui absolument sanctionnés par l'expérience ; il doit toujours chercher à s'en rapprocher.

Améliorations et extensions.

Les bâtiments affectés aux hôpitaux militaires appartiennent en général au département de la guerre ; en tous cas, ils sont tous régis par le règlement sur le service du casernement du 3 mars 1899. Ce décret donne au médecin-chef la faculté d'adresser, par voie hiérarchique, au général commandant le corps d'armée, les propositions qu'il juge utiles, concernant l'amélioration ou l'extension des bâtiments hospitaliers. Si le commandant du corps d'armée apprécie l'opportunité de ces propositions, il ordonne au service local du génie, de concert avec le médecin-chef, une étude des avant-projets sommaires. Ces projets sont alors inscrits sur les états sommaires des prévisions du corps d'armée, avec un numéro d'ordre d'urgence, et adressés annuellement au Ministre de la guerre, avec les observations qu'ils comportent.

Constructions nouvelles.

Si les améliorations hospitalières exigent la construction de nouveaux bâtiments, les propositions du médecin-chef sont adressées immédiatement au Ministre par le général en chef, et les études des avant-projets ne sont ordonnées par celui-ci qu'après l'autorisation ministérielle.

Modifications de l'assiette des bâtiments.

Le médecin-chef a la faculté de modifier le mode d'occupation prévu à l'état de l'assiette de l'hôpital (mod. 1) ; son initiative à cet égard n'est limitée que par l'obligation de ne pas apporter de modifications fondamentales à l'état des lieux sans l'approbation du commandement. Il informe le service du génie des changements secondaires qu'il croit devoir apporter à la destination des locaux dans l'intérêt des malades ou du bon fonctionnement des services, et celui-ci fait reviser s'il y a lieu l'état d'assiette de l'hôpital par la commission de casernement.

Crédits.

Lorsque des constructions nouvelles, des améliorations ou de grosses réparations ont été décidées par le Ministre de la guerre, il ouvre au service du génie les crédits nécessaires, et celui-ci procède à l'exécution des travaux.

Le blanchissage extérieur des bâtiments hospitaliers, toutes les grosses réparations, l'installation et l'entretien des conduites d'eau, de gaz et d'électricité (à l'exclusion des appareils tels que les compteurs et les lampes), le ramonage des cheminées et les vidanges, incombent couramment au service du génie, auquel sont alloués annuellement les crédits nécessaires. Celui-ci avise en temps utile les occupants de la date à laquelle commenceront les travaux dont l'exécution paraîtrait devoir apporter une entrave au service hospitalier ; si la fixation de cette date soulève des protestations, il est référé au commandant d'armes, qui statue.

Garde, surveillance et réparations locatives.

Le gestionnaire a la garde des bâtiments de l'hôpital et l'initiative des mesures conservatrices courantes. Il doit rendre compte au médecin-chef des dégradations importantes qui surviennent, et celui-ci en informe le chef du génie.

Les réparations dites locatives : badigeonnages intérieurs, peinturages, vitrerie, serrurerie, menuiserie, fumisterie (à l'exception du ramonage), enduits, scellements, carrelages et même certaines reprises de maçonnerie, incombent au service de santé.

Elles sont exécutées par le gestionnaire de l'hôpital, avec la main-d'œuvre des infirmiers, sur des fonds alloués chaque année dans ce but spécial, et il tient à jour un carnet des travaux d'entretien des bâtiments (mod. 78). Une évaluation sommaire des travaux à exécuter dans l'hôpital est faite chaque année et adressée le 15 janvier, par la voie du directeur, au ministère de la guerre (7ᵉ direction). Chaque établissement hospitalier reçoit une part de la dotation budgétaire dont dispose annuellement le service de santé pour ses bâtiments.

Mesures contre l'incendie.

Le gestionnaire est dans l'obligation d'observer toutes les mesures générales prescrites contre les dangers d'incendie qui font l'objet de la notice 21, ainsi que les mesures particulières à l'établissement arrêtées de concert entre le médecin-chef et le chef du génie.

Il fait entretenir des réserves d'eau, ou des appareils extincteurs, dans les parties des bâtiments qui sont loin des prises d'eau pour l'alimentation des pompes, et surtout dans les locaux où du matériel est emmagasiné. Dans le magasin de la pharmacie affecté aux alcools et aux éthers, il a soin de constituer une provision de sable ou de cendres.

Il veille à la conservation en parfait état de la pompe à incendie, des bouches d'eau et du matériel de sauvetage. Il organise à l'avance les infirmiers en équipes, il les exerce à la manœuvre de la pompe et des divers appareils de sauvetage.

Sa vigilance sur l'extinction des lumières et des foyers, sur la régularité des rondes de nuit, sur l'usage exclusif des allumettes amorphes, sur l'observation des consignes interdisant de fumer dans certains locaux, doit être incessante, et cela fait partie de la police générale de l'établissement.

Mesures contre la gelée.

Le gestionnaire doit, quand la saison des froids arrive, protéger les robinets et les conduites d'eau, les réservoirs et les compteurs contre la gelée, de façon à maintenir partout la liberté des prises d'eau nécessaires au service, et des effets d'eau qui assurent la propreté et la salubrité, en particulier dans les cabinets d'aisance.

On évite souvent, sans grands frais, la congélation dans les tuyautages, les chasses d'eau et les robinets, en allumant pendant la nuit au voisinage de ces appareils une ou deux lampes, que l'on supprime pendant les périodes de dégel.

Autour des appareils que rien n'abrite, on établit des coffrages en bois rembourrés de tourbe ou de paille, mais jamais dans un hôpital on ne doit employer de fumier pour cet usage.

Voirie.

Autour de l'hôpital, le gestionnaire doit observer les règlements municipaux de la voirie, faire arroser et balayer régulièrement les pavés, les trottoirs et les ruisseaux circonscrivant l'établissement, supprimer tout dépôt d'immondices ou veiller à leur enlèvement régulier.

A l'intérieur de l'hôpital, il surveille la propreté des cours, il fait remblayer les dépressions, en réglant les pentes et les caniveaux; il fait entretenir la liberté des bouches d'égout, de façon à éviter toute stagnation des eaux et à assurer leur écoulement rapide pendant les pluies.

Jardins.

Quoique des cours pavées et sablées bien organisées au point de vue de l'écoulement des eaux soient d'un voisinage plus sain que celui des jardins, qui conservent l'humidité et recèlent non seulement de nombreux insectes, mais encore des germes de toute nature, il faut sacrifier quelque chose à l'agrément des malades. Un hôpital ne doit pas ressembler à une prison, et un jardin y est nécessaire pour la promenade des malades. Le gestionnaire y fait cultiver quelques arbres, des arbustes, surtout des fleurs, et il prépare le renouvellement de celles-ci pendant la belle saison. L'entretien d'un jardin d'agrément exige les soins constants d'un infirmier de la profession de jardinier.

Dans un hôpital, il faut renoncer à engraisser les jardins avec du fumier, mais seulement avec du terreau ou des arrosages d'engrais chimiques liquides. L'instruction annexée au règlement du 3 mars 1899 sur le service du casernement donne au sujet des plantations des indications très utiles à consulter.

Eclairage.

L'éclairage des hôpitaux militaires se fait de plusieurs manières.

L'éclairage au gaz simplifie beaucoup le service ; mais il est incontestable que cette installation dans les salles de malades, comme dans toute chambre où l'on couche, est insalubre ou même dangereuse, à moins que chaque bec ne soit pourvu d'une cheminée de dégagement et enfermé dans une cage vitrée, comme à l'hôpital militaire de Bourges.

L'éclairage à l'électricité est bien préférable ; la canalisation, peu coûteuse, est partout facilement installée, et aujourd'hui, dans certaines garnisons, le prix de revient de l'éclairage électrique ne dépasse pas beaucoup celui du gaz ou de l'huile. Le service est confié à un infirmier électricien, qui entretient les lampes et les appareils à peu de frais, et exerce une surveillance assidue sur les compteurs, très souvent infidèles.

La plupart des hôpitaux militaires n'ont encore que l'éclairage à l'huile de graines oléagineuses, qui laisse d'autant plus à désirer qu'on ne trouve plus facilement d'huile épurée dans le commerce.

L'usage des huiles de pétrole est interdit dans les hôpitaux militaires, en raison des dangers d'incendie, accidents qui ne sont cependant pas fréquents dans les casernes, où leur emploi est depuis longtemps adopté, parce qu'aujourd'hui on trouve partout facilement des huiles de pétrole bien distillées et peu inflammables.

Répartition du petit et du grand éclairage.

Un éclairage en veilleuses, pendant toute la durée de la nuit, suffit dans les salles de malades, les corridors et les escaliers.

Un éclairage complet pendant toute la durée de la nuit n'est nécessaire que dans la loge du concierge, dans les salles de garde et dans les cabinets d'aisance. Dans ces derniers locaux, il faut une bonne lampe au-dessus de chaque siège, les veilleuses y sont insuffisantes, sinon la propreté laisse inévitablement à désirer.

Un éclairage complet est temporairement nécessaire au bureau des entrées au moment de l'arrivée d'un malade et de sa visite par les médecins ; à la dépense, à la cuisine, dans les laveries, dans les réfectoires et les salles de malades, en hiver, au moment du repas du soir.

Pour obtenir un éclairage complet, on fait usage de lampes portatives, du système modérateur ; elles sont dans chaque service à la disposition de l'infirmier-major ou des infirmiers de garde ; ceux-ci n'allument qu'au moment des besoins et éteignent quand les besoins cessent. Le remplissage, l'entretien et l'allumage des lampes ou des veilleuses est en général confié à un infirmier ferblantier-lampiste, qui passe chaque jour successivement dans tous les locaux de l'hôpital pour exécuter ce service sur place; sinon, les soins des appareils d'éclairage laissent toujours à désirer.

Chauffage.

Le chauffage central des pavillons ou des salles de malades par un calorifère à vapeur, à haute ou à basse pression, n'est organisé que dans les constructions nouvelles. Le service du génie pourvoit à leur installation ; il est également chargé de la mise en place des fourneaux de cuisine et de pharmacie, des chaudières de bains et de buanderie, des étuves à désinfection, des générateurs à vapeur, des machines et en général de tous les grands appareils fixes nécessaires au fonctionnement du service de santé.

Ces appareils appartiennent au mobilier du service de santé; le service du génie n'intervient que pour l'établissement des substructions, lorsqu'il en est requis, et alors les dépenses relatives à ces travaux sont remboursées par le service de santé.

Les appareils de chauffage ordinaires, tels que les poêles, sont mis en place par le gestionnaire.

Dispositions à prendre à la fin de la saison froide.

A la fin de la saison froide, le gestionnaire relève pour chaque local ce qui a été défectueux dans le chauffage pendant la saison écoulée, et, après avoir pris l'avis des médecins traitants, il fait au médecin-chef les propositions qui lui paraissent de nature à améliorer localement le fonctionnement futur du chauffage.

Il établit alors les demandes supplémentaires du matériel et des appareils de chauffage qui sont reconnus nécessaires ; elles sont transmises de suite au directeur du service de santé, et avec un rapport à l'appui, si les appareils demandés n'existent pas dans la nomenclature générale.

Les poêles et les tuyaux sont ensuite démontés, nettoyés, noircis à la mine de plomb et entreposés dans un local exempt d'humidité, jusqu'au retour de la saison froide.

Dispositions à prendre au commencement de la saison froide.

A l'approche de l'hiver, les poêles sont remis en place dans les divisions, et les infirmiers-majors reçoivent en garde les ustensiles nécessaires au chargement et au bon fonctionnement du service du chauffage.

Le magasin général du combustible de l'hôpital est confié à la garde du cuisinier ou du buandier, suivant son emplacement, et il délivre généralement sans bons aux infirmiers des divers services qui se présentent pour avoir du combustible. Les abus ne peuvent être évités que dans les divisions de malades, par la surveillance constante des infirmiers-majors et par les rondes des officiers ou des sous-officiers de garde.

Choix des appareils et du combustible.

Le chauffage par les poêles ordinaires manque généralement de régularité, et si les feux sont entretenus avec négligence, il y a des à-coups fâcheux. On y remédie par les poêles à magasin ; mais il faut rejeter d'une façon absolue tous ceux où la combustion n'est réglée que par des obturateurs placés sur le tuyau d'échappement de la fumée, ainsi que ceux qui ont des buses d'un diamètre rétréci, car ils sont très dangereux pour les malades.

Le chauffage des grandes salles de malades par l'appareil Cordier est très recommandable. C'est une cheminée en tôle, dont le fond est garni d'un grillage mobile système Fondet, prenant l'air au dehors ; on y place généralement deux grilles à charbon côte à côte, que l'on allume ensemble ou isolément suivant les besoins de la température. Cet appareil, longuement expérimenté au Val-de-Grâce il y a quelques années, a un rendement de 80 pour 100; il assure dans les salles une bonne ventilation, et il est très agréable par ses feux visibles.

Pour le chauffage des salles de malades, il convient de donner la préférence au coke et à l'anthracite, parce que ces combustibles développent peu de poussières dans les manutentions ; d'autre part, les gaz dégagés sont moins abondants que ceux des autres charbons, et les tuyaux ne s'encombrent ni de suie, ni de goudron condensé dans les parties refroidies.

LOCAUX A DESTINATIONS SPÉCIALES

Importance de leur organisation pour la salubrité.

L'organisation des locaux à destinations spéciales que nécessite le fonctionnement normal d'un hôpital mérite d'être préparée avec soin, parce qu'elle a une influence prédominante sur la salubrité de l'établissement.

La notice 12 du règlement du service de santé se borne à énumérer ces locaux ; et cependant, pour que le fonctionnement de l'hôpital soit satisfaisant, il faut avant tout qu'ils remplissent des conditions spéciales, bien appropriées à leur destination. Chacun d'eux a, en effet, un rôle déterminé et représente une sorte d'organe coopératif, ou de rouage utile au but final de l'établissement.

Il faut d'abord que ces locaux soient construits de façon à répondre à leur but administratif, et que, par leur formule architecturale, ils fournissent des conditions hygiéniques propres à éviter leur transformation rapide en foyers malsains. Il faut ensuite qu'ils soient pourvus d'un mobilier et d'un outillage également en rapport avec la destination administrative et, d'autre part, conditionnés de façon à ne pas s'infecter progressivement et engendrer l'insalubrité. Il faut enfin que le travail exécuté journellement dans ces locaux ne soit pas tracé seulement en conformité des règles administratives ; il y a encore à observer des règles techniques qu'imposent l'hygiène et l'art de guérir, si on veut éviter les pratiques dangereuses qui entretiennent et propagent fatalement la contagion dans l'hôpital.

Qu'il s'agisse de la construction, de l'ameublement ou du travail, partout, à côté des conditions administratives, viennent s'imposer des conditions hygiéniques qu'il convient de préciser pour chaque local, suivant sa destination; parce que, sans ces dernières, les locaux ne tardent pas à devenir insalubres, et la santé des malades ou des infirmiers est alors incessamment menacée. Presque tous les hôpitaux anciens laissent à désirer sous ce rapport, attendu que si la plupart des locaux qu'ils possèdent ont été appropriés sommairement à leur destination administrative, en revanche, leur organisation au point de vue de l'hygiène a été faite au début sans méthode et sans règles bien définies ; ces locaux se sont alors progressivement infectés.

Lorsque ces organes importants d'un hôpital sont ainsi devenus défectueux, le résultat final ne peut être que mauvais, même avec un excellent personnel. Aussi c'est de ce côté que doivent porter les efforts de tout médecin-chef, et il faut que pour chaque local il donne de bonnes solutions sanitaires et administratives aux trois questions suivantes :

Conditions techniques et administratives qu'ils doivent remplir.

Trois questions distinctes se posent, en effet, pour chaque local spécial :

1° Quelles sont les conditions sanitaires administratives que la construction du local doit remplir pour satisfaire à sa destination ?

2° Quels sont les meubles et ustensiles appropriés techniquement et administrativement à cette destination ?

3° Quelles sont les règles sanitaires et administratives qu'il convient d'observer dans le travail journalier, en raison de cette destination ?

Pour faciliter cette tâche, une solution générale de ces trois questions est donnée ici, successivement pour chaque local à destination spéciale ; mais seulement d'une façon succincte, à titre d'indication, car cette solution varie naturellement dans les détails pour chaque hôpital.

Cette revue méthodique offre l'occasion d'énumérer à propos les règles d'hygiène et de police sanitaire, qui doivent occuper une grande place dans l'organisation hospitalière ; sinon, les établissements anciens resteront comme par le passé des séjours médiocres ou détestables pour les malades, et les établissements nouveaux ne tarderont pas eux-mêmes à devenir des milieux insalubres.

LOCAUX DE LA DIVISION DE MALADES

Énumération de ces locaux.

Les locaux que comporte chaque division de malades sont les suivants :

1° Des salles de malades (pour 100 lits) ;
2° Des cabinets d'isolement ;
3° Une salle d'opérations, avec vestiaire ;
4° Une salle de pansements, avec vestiaire ;
5° Un réfectoire ;
6° Un office, avec laverie ;
7° Des cabinets de toilette, avec des lavabos et une baignoire ;

8° Des cabinets d'aisance ;
9° Un cabinet pour le médecin traitant ;
10° Un cabinet pour l'infirmier-major ;
11° Un cabinet pour les commis ou infirmiers de visite ;
12° Un cabinet pour la sœur.

Conditions des salles de malades.

Il serait parfait de pouvoir donner à chaque malade sa chambre, on éviterait ainsi tous les inconvénients et les dangers de la vie en commun; mais ce desideratum ne pouvant être satisfait qu'exceptionnellement, les malades sont couchés dans des salles communes. L'espacement des lits y est calculé de manière à donner autant que possible à chaque malade 40 mètres cubes d'air. Dans aucun cas, la distance ne doit être inférieure à un mètre entre chaque lit, et à deux mètres entre chaque rangée de lits. Les grandes salles dépassant de 15 à 20 lits sont bruyantes, peu favorables au repos des malades; elles s'éclairent mal, se chauffent mal, et les contagions s'y propagent avec facilité. Il est donc avantageux pour les malades de couper les grandes salles par des cloisons vitrées, celles-ci ne nuisant pas à la surveillance comme les cloisons opaques.

Les murailles et les plafonds sont vernissés, les parquets en chêne, sur bitume, pour supprimer les entrevous, sont en outre imperméabilisés à l'aide d'un enduit à la paraffine. Une hauteur de quatre à cinq mètres entre le plancher et le plafond est suffisante ; une salle plus élevée est plus difficile à chauffer, et des gaines de ventilation, placées dans les angles supérieurs de la salle, pour assurer le renouvellement des couches d'air au niveau du plafond, sont alors indispensables.

Les fenêtres sont nombreuses, pour distribuer largement l'air et la lumière ; une fenêtre entre chaque lit est ce qu'il y a de mieux. D'une part, elles montent jusqu'au plafond par des impostes mobiles, pourvus de carreaux Castaing ; d'autre part, elles descendent jusqu'à la hauteur des tablettes des lits, ou même plus bas, de façon surtout à laisser aux malades la vue du dehors, sinon la salle prend l'aspect triste d'une prison.

Les portes sont à deux battants, pour permettre le passage des brancards ; si elles donnent sur une cour ou des corridors froids, elles sont protégées par un tambour et les courants d'air sont arrêtés par des doubles portes.

Mobilier des salles de malades.

La salle de malades comporte l'ameublement suivant :
Une paire de grands rideaux par fenêtre ;

Une grande table centrale ;
Des fauteuils et des chaises ;
Des crachoirs communs, garnis de menu charbon ;
Des chaises percées ou des seaux inodores stérilisables ;
Des appareils de chauffage central ou un poêle à magasin à chauffage continu ;
Un lit de fer à tablettes par malade ;
Par lit, un sommier Herbet, un matelas, un traversin et un oreiller, deux couvertures ;
Une table de nuit stérilisable ;
Une planchette numérotée pour la tête du lit ;
Une tablette pour les repas ;
Un couvert de table ;
Un verre à boire ;
Deux assiettes et un bol ;
Un pot à tisane en faïence ;
Un crachoir individuel en faïence ;
Un vase de nuit en faïence ;
Une planchette portant la consigne des malades ;
Une planchette portant la consigne des infirmiers.

Il n'est pas indispensable que ce mobilier soit conforme aux types réglementaires ; mais il importe surtout que leur propreté et leur désinfection soit facile, sinon la salubrité des salles est bientôt compromise.

Consigne des infirmiers dans les salles de malades.

Tenue de travail et propreté. — Aussitôt après l'appel du matin, l'infirmier de salle met des vêtements de toile et le tablier nécessaires pour exécuter le travail dans les salles de malades. Il relève ses manches et les fixe de façon à avoir les avant-bras nus, puis il nettoie ses mains et ses ongles, qu'il doit couper courts. Il se présente alors à l'infirmier-major de la division, qui vérifie la propreté des mains et des vêtements, qu'il remplace s'ils sont sales.

L'infirmier-major désigne ensuite le local où chaque infirmier est employé ; il fait lire à haute voix la consigne placardée qui indique le travail à exécuter dans la journée, et il donne, s'il y a lieu, d'autres ordres verbaux.

Service avant la visite. — En prenant son service dans une salle de malades, l'infirmier doit se renseigner près de l'infirmier de garde si des incidents graves sont survenus dans la nuit à quelque malade, pour en rendre compte au médecin traitant.

Il ouvre pendant cinq minutes en hiver toutes les fenêtres du côté indiqué par le médecin traitant. En été, il laisse les fenêtres ouvertes selon les ordres reçus.

En hiver, il allume les feux des poêles et entretient le chauffage de façon que le thermomètre de la salle marque +15° environ.

Il éteint les veilleuses dès que le jour est suffisant.

Il lave au robinet de l'office les pots à tisane, pour les descendre à la pharmacie après la visite.

Il invite les malades à se laver le visage et les mains aux lavabos et à refaire leur lit, s'ils veulent rester levés.

Il apporte des cuvettes et du savon aux malades qui ne peuvent se lever, pour faire leur toilette de propreté, et arrange leur lit d'une façon correcte.

Service pendant la visite. — L'infirmier suit le médecin de lit en lit dans la salle, pour l'aider à l'examen des malades.

Il tient constamment une cuvette, du savon et des serviettes à sa disposition, pour le lavage des mains.

Il prend note des tisanes et des bains, et il est attentif aux instructions particulières concernant certains malades.

Service après la visite. — Il dépose à la pharmacie les fioles vides des malades, ainsi que les pots à tisane lavés le matin. Les tisanes lui sont délivrées sur la présentation du bon signé par le médecin traitant ; il les répartit aux malades et donne des veilleuses à ceux qui doivent boire chaud.

Il vide les crachoirs particuliers, il les lave à l'eau de soude bouillante avec un balai de chiendent et les rince au robinet de l'office ; il verse au fond de chacun d'eux une solution de chlorure de zinc au 1/50, en les reportant au lit des malades. Il nettoie de la même façon les vases de nuit.

Il aide l'infirmier de visite à faire la distribution des médicaments pour l'usage interne, qui sont renfermés dans des fioles de verre incolore, portant sur étiquettes blanches le numéro du lit et le nom de la potion. Chaque fiole doit être bouchée, pour protéger le contenu contre les poussières. Il doit éviter avec soin les erreurs de destination, et indiquer à chaque malade la manière de prendre les médicaments prescrits.

Les médicaments pour l'usage externe sont renfermés dans des fioles de verre jaune, portant sur étiquettes jaune orangé le mot « poison » en grosses lettres, s'ils sont dangereux à manier.

Jamais les médicaments ne doivent être distribués dans des bouteilles à vin, mais dans des flacons ou fioles de pharmacie.

Il aide l'infirmier de visite pour l'application des pommades, pour les irrigations et les injections.

Distribution des aliments. — A la sonnerie de la soupe (10 heures et 5 heures), l'infirmier se lave les mains avec soin, pour éviter de transmettre des affections contagieuses par les aliments ou les ustensiles qu'il touche, et se rend à la cuisine, où il exécute les ordres de l'infirmier-major, qui préside à tous les détails de la distribution aux malades des aliments et des boissons, suivant les prescriptions du médecin traitant.

Repas des infirmiers. — Avant de se rendre au réfectoire pour prendre ses repas, l'infirmier doit toujours se laver les mains très proprement, afin de ne pas contaminer son pain en le touchant.

Les infirmiers employés hors des salles de malades forment une première série, qui mange en même temps que les malades. Dès qu'ils ont terminé leur repas, ils vont remplacer les infirmiers de la deuxième série, qui sont employés dans les salles ; de telle façon qu'un infirmier soit toujours présent près des malades.

Service entre les repas. — Tout aliment non consommé par les malades est reporté à la dépense.

L'infirmier s'occupe alors de procéder à l'office au lavage des ustensiles de table des malades. Il les plonge dans l'eau bouillante additionnée de soude et les nettoie en s'aidant d'une lavette à manche, puis il les rince sous le robinet d'eau froide et les place sur un égouttoir ; enfin il les essuie et les reporte successivement aux lits des malades.

Il procède ensuite à la propreté des parquets, en y passant une serpillière mouillée de chlorure de zinc à 1/50, s'ils sont paraffinés ou coaltarisés ; ils sont balayés, cirés et frottés s'ils ne sont pas paraffinés.

Les tablettes des lits, les planchettes des tables et tous les autres meubles sont ensuite essuyés avec un linge mouillé de chlorure de zinc à 1/50.

Corvées périodiques. — L'infirmier exécute les corvées hebdomadaires selon les ordres donnés par l'infirmier-major.

Le linge que quittent les malades est toujours placé dans un cylindre métallique fermé ou dans un sac à désinfection, et transporté immédiatement à la buanderie. Sous aucun prétexte, le linge sale ne doit séjourner dans les salles ou dans les vestibules.

Les corvées étant terminées, il fait aux malades une deuxième distribution de tisanes.

Eclairage. — A la nuit tombante, les veilleuses sont allumées partout. Les lampes modérateur ne sont allumées qu'à l'heure du dîner, et toutes les fois que le médecin de garde est appelé dans la nuit auprès d'un malade.

Service des entrants. — Lorsqu'un malade est amené du bureau des entrées, l'infirmier de salle le fait asseoir près du feu et prépare aussitôt son lit.

Il aide le malade à se déshabiller et à se mettre au lit ; puis, muni d'un pot à tisane, il va demander au médecin de garde un bon de tisane, de médicaments ou d'aliments pour la journée. Le bon d'aliments est porté à la dépense, celui des médicaments et de la tisane à la pharmacie, qui délivre immédiatement.

Soins à donner aux malades en traitement. — Tout en vaquant aux travaux journaliers, l'infirmier doit veiller au bien-être des malades de sa salle, leur parler avec douceur, leur donner toutes les satisfactions permises, leur faire prendre les potions et exécuter les prescriptions médicales reçues. Il doit aider ceux qui ne peuvent aller aux lieux d'aisance, en leur apportant un seau inodore qui est vidé aussitôt, nettoyé et garni d'une solution de chlorure de zinc à 1/50.

Il doit veiller surtout aux malades graves qui lui sont recommandés à la visite ; dès qu'il les voit plus souffrants, et qu'il ne peut les soulager lui-même, il prévient l'infirmier-major, et celui-ci le médecin de garde.

Service de garde. — L'infirmier monte la garde dans les salles de 6 heures du soir à minuit. Il est relevé de minuit à l'appel du matin par un autre infirmier, ou inversement.

L'infirmier de garde a les mêmes devoirs que l'infirmier de salle, auquel il succède et qui lui transmet les consignes verbales ; il a la même tenue de travail et doit être chaussé d'espadrilles, pour circuler sans bruit.

Il ne doit jamais se coucher sur un lit, ni se laisser aller au sommeil ; il doit rester actif et vigilant, en évitant de troubler le sommeil des malades.

Il doit chercher le médecin de garde aussitôt qu'un malade le demande et qu'il s'aperçoit que l'état d'un malade s'aggrave.

Conditions des cabinets d'isolement.

A côté des salles communes, des cabinets d'isolement sont indispensables dans toutes les divisions de malades, pour recevoir les entrants suspects d'affections éminemment contagieuses, jusqu'au moment où le diagnostic sera certain ; pour isoler les malades qui peuvent être gênés ou gênants dans une salle commune ; enfin, pour isoler aussi les blessés graves et les opérés, qu'on ne veut pas exposer aux germes contagieux des salles communes.

Les cabinets d'isolement sont établis dans les mêmes conditions hygiéniques que les salles communes.

Mobilier des cabinets d'isolement.

Le mobilier des cabinets d'isolement est le même que dans les salles communes, et il doit toujours être réduit au strict nécessaire.

Consigne de l'infirmier dans les cabinets d'isolement.

Le travail de l'infirmier est identique à celui des salles communes.

Conditions de la salle d'opérations.

La salle d'opérations n'est nécessaire que dans une division de blessés. Comme les salles de malades, elle a un plafond et des murailles vernissés, ou mieux, recouverts de carreaux émaillés. Le parquet en pente douce est en chêne bien imperméabilisé à la paraffine, ou mieux en bitume ou en ciment. La porte est à deux battants, pour le passage des brancards. De larges baies vitrées y apportent une grande lumière, venant d'en haut autant que possible.

Mobilier de la salle d'opérations.

En raison de l'évolution doctrinale actuelle, l'installation des services chirurgicaux a subi des transformations importantes, aussi bien au point de vue de l'organisation des locaux qu'au point de vue du mobilier, des appareils, des instruments et des objets de pansement.

Les salles d'opérations ont été simplifiées, débarrassées de tout ornement ou de tout mobilier fastueux et inutile, qui n'ont d'ailleurs jamais été admis dans le service de santé de l'armée, le mobilier d'une salle d'opérations devant, plus encore que celui des salles de malades, être réduit au strict nécessaire.

La propreté minutieuse des mains, leur désinfection, celle des opérés, du champ opératoire et des plaies elles-mêmes, étant des devoirs très impérieux pour le chirurgien, il faut qu'il ait à sa disposition des appareils de lavage parfaitement organisés et d'un maniement facile. Le lavabo est donc le meuble le plus important ; il comporte une amenée d'eau froide, et, si c'est possible, d'eau chaude, deux cuvettes siphonées et un vidoir siphoné.

Un chauffage central est difficile à régler en tout temps, et convient mal ; le chauffage par un poêle à combustion rapide répond à tous les besoins.

Des lampes à pétrole ou à gaz puissantes, et mieux encore des lampes électriques ;

Une conduite de gaz alimentant deux réchauds ;

Un autoclave ou une étuve sèche pour stériliser les matériaux de pansements ;

Des boîtes métalliques pour la stérilisation et le transport de ces objets ;

Un bouilleur pour stériliser les instruments de chirurgie ;

Deux bassines émaillées pour stériliser l'eau ;

Deux récipients laveurs pour les plaies ;

De grands récipients en verre pour solutions antiseptiques titrées ;

Une table d'opération mobile et stérilisable ;

Un tabouret d'opérateur ;

Une grande table en zinc émaillé ;

Une petite table volante à étagères en glaces ;

Une armoire vitrée à étagères en glaces pour les instruments de chirurgie ;

Une prise d'électricité sur canalisation commune, et, à défaut, une dizaine de piles électriques avec bobine de Ruhmkorff, pour les accidents d'anesthésie ;

Enfin, des savonnettes, cure-ongles, brosses à ongles, serviettes de toilette et un miroir constituent le mobilier indispensable des salles d'opération.

Consigne de l'infirmier dans la salle d'opérations.

Tenue de travail et propreté. — L'infirmier de visite employé dans la salle d'opérations doit porter un tablier blanc, une veste de toile blanche, dont les manches sont relevées jusqu'au coude. Ces vêtements de travail sont renouvelés le matin des jours d'opérations, et remplacés par des vêtements étuvés. Les mains doivent être fréquemment nettoyées à la brosse, ainsi que les ongles, et ceux-ci coupés ras.

Service journalier. — Il dure de l'appel du matin à l'appel du soir ; il est suspendu pour les repas.

L'infirmier allume les feux dès son arrivée si la température est inférieure à +25°, et il entretient cette température.

Il fait bouillir dans l'eau sodée les compresses en toile, les drains et les fils à ligature métalliques.

Il essuie avec un linge mouillé d'une solution de sublimé à 1/1.000 les tables, les vitres, les appareils et le parquet, pour supprimer les poussières.

Le samedi, il lave les murs de la même façon.

Service avant les opérations. — L'infirmier de visite exécute les consignes et les ordres donnés par le médecin traitant la veille des opérations, ou, en cas d'urgence, le jour même. Les instruments remis par le chirurgien sont placés dans le bouilleur rempli d'eau sodée ou de vaseline pétrolée, et soumis à l'ébullition ; en aucun cas, les instruments ne sont flambés à l'alcool.

Les objets de pansements, placés dans des boîtes de cuivre,

et les sarraux, renfermés dans un sac, sont stérilisés à l'étuve. Quelques minutes avant l'opération, les récipients destinés à recevoir les instruments, les objets de pansements ou les solutions, sont flambés à l'alcool.

Service pendant les opérations. — L'infirmier se tient attentif aux ordres des médecins, prêt à les exécuter immédiatement.

Service après les opérations. — L'infirmier renouvelle l'air de la salle.

Il réunit dans un récipient métallique, pour être brûlés au foyer de la buanderie, tous les objets de pansements qui ne sont pas utilisables. Il fait le triage des autres dans un second récipient métallique, pour les transporter à la buanderie, avec tout le linge utilisable.

Il lave les tables, les sièges et le parquet avec une solution de sublimé à 1/1.000.

Il lave et nettoie dans une eau sodée les instruments qui ont servi ; il les sèche, puis les remet dans la vitrine ou dans les boîtes.

Il nettoie également les cuvettes et les fioles pour servir à nouveau.

Garde du matériel et du local. — L'infirmier est chargé de la garde et de l'entretien en bon état des instruments et de tout le matériel que renferme la salle d'opérations et ses annexes. Il en interdit l'entrée aux personnes étrangères au service, à moins d'autorisation du médecin-chef. S'il s'absente, il doit immédiatement fermer les locaux à clef et déposer les clefs chez le concierge.

Ecritures. — L'infirmier tient à jour :

1º Un carnet sur lequel il mentionne les mouvements des instruments prêtés aux différentes divisions de malades, en indiquant les dates de sortie et de rentrée. Il fait émarger en regard de la sortie. Il met une fiche indicatrice à la place de chaque instrument absent. Il rend compte des instruments détériorés au moment d'être réintégrés ;

2º Un carnet des instruments en réparation, où il indique le nom de l'instrument, la date de sortie, la nature de la réparation, le prix de la réparation et la date de rentrée ;

3º Un carnet du linge reçu du magasin ;

4º Il fait signer les bons pour remplacer les solutions, les objets de pansements, le linge et les vêtements qui ont servi.

Conditions de la salle de pansements.

Une salle de pansements est nécessaire dans toutes les divisions de malades, car on ne saurait plus mettre en doute, aujourd'hui, qu'on ne découvre pas impunément des plaies dans un milieu septique comme une salle de malades. D'autre part, il est imprudent d'y apporter les matériaux et les objets de pansements, qui sont si susceptibles d'être contaminés dans un tel milieu, et surtout de les transporter de lit en lit, dans un appareil découvert, comme on le faisait autrefois.

Tout malade à panser doit être amené dans une salle spéciale de pansements, où le médecin réunit sous sa main tout ce qui est nécessaire pour faire dans de bonnes conditions des pansements aseptiques ou antiseptiques, et cette règle doit être strictement observée, même pour les petits pansements ; l'intérêt des malades l'exige impérieusement.

Dans la salle de pansements se font en outre les opérations sur les malades suppurants ou infectés d'une façon quelconque, afin de ne pas s'exposer à importer dans la salle d'opérations des germes contagieux insaisissables, de nature à compromettre le succès des laparotomies et des opérations délicates qui exigent un milieu aseptique.

La salle de pansements doit, au point de vue de la construction et de l'organisation, remplir les mêmes conditions que la salle d'opérations.

Quand il n'y a qu'une seule salle de pansements dans l'hôpital pour toutes les divisions, elle est généralement placée près de la salle d'opérations. Un vestiaire commun les sépare et un seul infirmier suffit pour faire le service dans les trois locaux. Dans ce cas, toutefois, il est interdit par la consigne de la façon la plus formelle de transporter les objets mobiliers, ou autres, de la salle de pansements à la salle d'opérations, et réciproquement. Pour qu'il ne puisse y avoir de confusion à ce sujet, le mobilier affecté à la salle de pansements est marqué par des signes particuliers ou par une couleur différente pour les deux salles. La même exclusion s'applique aux objets de pansement. Il n'y a que les instruments qui, à la rigueur, puissent être mis en commun dans les deux salles par raison d'économie, et sous la réserve que les instruments seront toujours stérilisés avec grand soin avant de servir.

Mobilier de la salle de pansements.

Le mobilier de la salle de pansements est composé comme celui de la salle d'opérations, et remplit les mêmes conditions, mais il en diffère par des marques spéciales, pour éviter toute confusion avec celui de la salle d'opérations.

Consigne de l'infirmier de la salle de pansements.

La consigne de l'infirmier de visite employé dans la salle de pansements est identique à celle de la salle d'opérations.

Conditions du vestiaire annexe des salles d'opérations et de pansements.

Un vestiaire est nécessaire à l'entrée de la salle d'opérations et de pansements ; il peut d'ailleurs être commun aux deux salles, quand celles-ci sont contiguës. C'est dans ce local que les chirurgiens et les aides, avant d'entrer dans la salle d'opérations, déposent leurs vêtements habituels, soupçonnés avec raison de servir facilement de véhicules à des germes contagieux, pour y revêtir des sarraux aseptisés chaque jour à l'étuve.

En changeant de vêtements, il convient aussi de faire dans le vestiaire un premier savonnage des mains et le nettoyage des ongles, plutôt que dans la salle d'opérations.

Le vestiaire sert aussi de salle d'attente des malades à opérer ou à panser, et il doit, dans ce but, être pourvu de portes à deux battants. Comme la salle d'opérations elle-même, le vestiaire doit avoir un plafond et des murailles vernissés, un parquet bitumé, ou cimenté, ou en chêne paraffiné, de façon à se prêter à une désinfection facile.

Mobilier du vestiaire de la salle d'opérations.

Ce mobilier comporte :
Des portemanteaux nombreux fixés aux murs ;
Un robinet d'amenée d'eau disposé au-dessus d'une cuvette à renversement, avec bouche siphonée, conduisant les eaux de lavage à l'égout ;
Un vidoir siphoné ;
Un miroir ;
Des cure-ongles, des brosses à ongles et des savonnettes ;
Des sarraux et des serviettes de toilette ;
Une brosse à habits ;
Des bancs et des sièges ;
Un brancard ;
Une table avec encrier, papier et plumes.

Consigne du vestiaire de la salle d'opérations.

La consigne du vestiaire est comprise dans celle de la salle d'opérations.

Conditions du réfectoire des malades.

Dans l'habitation en commun, plus encore que dans l'habitation privée, il importe beaucoup à l'hygiène que les repas ne se fassent pas dans la chambre où l'on couche, mais dans une salle à manger. Aussi s'est-on efforcé dans la plupart des casernes d'organiser des réfectoires séparés des dortoirs, afin d'éviter la souillure incessante de ces derniers locaux.

Le réfectoire ne s'impose pas moins dans un hôpital que partout ailleurs ; un réfectoire est nécessaire dans chaque division, pour le repas des malades qui se lèvent. Ce local sert d'ailleurs entre les repas de salle de lecture, de jeux et de fumoir pour les convalescents, qui alors ne troublent pas par leur présence plus ou moins bruyante le repos des malades couchés.

Comme dans tous les locaux affectés à des malades, les murailles et les plafonds sont vernissés, le parquet est bitumé, en ciment ou en chêne imperméabilisé à la paraffine. Les fenêtres sont nombreuses, pour donner d'air et la lumière en abondance ; une ventilation permanente y est en outre assurée par des gaines Renard et des carreaux Castaing.

Mobilier du réfectoire des malades.

Il se compose :

De grandes tables à manger, recouvertes de toile cirée et de quelques plantes fleuries ;

De chaises et de quelques fauteuils ;

De crachoirs communs garnis de débris de charbon ;

De jeux de dames, de dominos, de trictrac et d'échecs ;

D'une petite collection de livres de lecture, avec du papier, de l'encre et des plumes ;

De lampes modérateur, pour le repas du soir en hiver.

Les ustensiles de table restent à l'office entre les repas, ou sur les planchettes des lits des malades, qui les apportent eux-mêmes au réfectoire à l'heure des repas.

Consigne de l'infirmier du réfectoire.

Avant la visite, l'infirmier ouvre les fenêtres ; en hiver, il allume le feu et procède au nettoyage du parquet, en y passant une serpillière mouillée d'une solution de chlorure de zinc à 1/50, s'il est bitumé, cimenté, coaltarisé ou paraffiné; dans le cas contraire, il le balaye, le cire et le frotte. Un linge mouillé de la solution au chlorure de zinc est ensuite passé sur tous les meubles pour enlever les poussières.

Les crachoirs communs sont vidés dans le foyer de la buanderie et remplis de charbon de terre ou de coke grossièrement écrasé.

Des jeux, des livres, du papier, de l'encre et des plumes sont mis sur les tables à la disposition des madades.

Pour le service des repas, les tables sont débarrassées de

tous les objets qui peuvent s'y trouver, excepté des pots de fleurs. Les jeux sont remis à l'infirmier-major après vérification, en rendant compte des manquants.

Des carafes pleines d'eau potable fraîche sont apportées sur les tables, ainsi que les assiettes, les couverts, le verre et la serviette des malades ; ceux-ci sont rangés à la suite, dans l'ordre des numéros de salles et de lits.

Après la distribution, le repas étant terminé, tous les ustensiles de table sont portés à l'office pour le lavage, et les tables sont nettoyées avec un linge humecté de solution de chlorure de zinc.

Sauf ordre contraire, les fenêtres du réfectoire restent ouvertes toute la nuit.

Conditions du cabinet de toilette des malades.

Dans toutes les divisions de malades, un local voisin des salles est réservé pour servir de cabinet de toilette aux hommes qui peuvent se lever. On évite ainsi la souillure des salles et on facilite la propreté intime, qui ne peut être décemment satisfaite dans les salles communes.

Les murailles et le plafond sont vernissés, le sol est bitumé ou cimenté, et en pente vers une bouche d'égout siphonée,

Mobilier du cabinet de toilette des malades.

Un robinet d'amenée d'eau, au-dessus d'une cuvette siphonée, est nécessaire pour 25 malades;

Un robinet d'eau chaude est placé, quand cela est possible, à côté des robinets d'eau froide ;

Des brosses à ongles et des savonnettes ;

Un miroir et une petite table volante;

Des portemanteaux et des chaises ;

Une baignoire mobile et un serpentin à gaz pour chauffer les bains, complètent le mobilier.

Consigne de l'infirmier du cabinet de toilette des malades.

Avant le repas du soir, lavage du sol avec une serpillière mouillée de chlorure de zinc ; nettoyage des meubles et des cuvettes avec un linge également humecté de la solution ; le samedi, astiquer les cuivres.

Avant chaque bain, nettoyer la baignoire intérieurement avec du savon noir et une brosse de chiendent, puis ouvrir le robinet d'eau du serpentin, allumer la rampe de gaz et régler l'ouverture des robinets de façon à obtenir un bain à la température de +37°.

Conditions des cabinets d'aisance.

Chaque division doit être dotée de cabinets d'aisance situés au voisinage des salles de malades. Dans les services de contagieux, un cabinet spécial est affecté à chaque groupe isolé, et si cette condition, indispensable pour que l'isolement soit efficace, ne peut être réalisée, on y supplée par des chaises percées ou des seaux inodores stérilisables.

Les murailles et les plafonds des cabinets d'aisance doivent être vernissés ; le sol bitumé ou cimenté, ou bien en carreaux céramiques, avec pentes et rigoles dirigées vers une bouche d'égout siphonée.

Le cabinet est divisé en deux box ; dans l'un est un siège ovale en bois laqué, à cuvette de faïence siphonée, pour la défécation assise ; dans l'autre est un orifice siphoné au niveau du sol, pour la défécation accroupie; et des réservoirs de chasse assurent le nettoyage régulier de ces deux orifices siphonés.

A l'entrée du cabinet est placé un urinoir en bénitier, à petit robinet d'eau et à conduite siphonée.

Enfin, à côté de l'urinoir se trouve un large vidoir à conduite siphonée, surmonté d'un gros robinet d'eau, à écrou, pour le montage d'un tuyau avec lance, dans le but de faciliter les lavages par aspersions de toutes les surfaces et des appareils du cabinet.

Mobilier des cabinets d'aisance.

Dans chaque box, au-dessus du siège, placer un bec de gaz ou une lampe avec réservoir quinquet, donnant un bon éclairage pendant douze heures.

Placer également dans chaque box une boîte à papier.

Enfin, un tuyau à lance et à écrou pour les aspersions est suspendu à la muraille.

Consigne de l'infirmier dans les cabinets d'aisance.

Tous les matins, au réveil, asperger à grande eau avec la lance le sol, l'urinoir, les cuvettes, et nettoyer celles-ci au moyen de balais en chiendent, toutes les fois qu'elles sont souillées.

Essuyer le siège laqué avec une serpillière humectée de chlorure de zinc à 1/50.

Le samedi, laver le plafond et les murailles avec la lance à aspersions, en protégeant les lampes ou les becs de gaz.

Conditions de l'office avec laverie.

La laverie est la partie essentielle de l'office, les ustensiles particuliers des malades devant y être non pas seulement nettoyés, mais stérilisés. La stérilisation se pratique le plus souvent avec de l'eau sodée bouillante ; on l'obtient aussi à froid, à l'aide de solutions chimiques désinfectantes.

Le plafond et les murailles sont vernissés, le sol est bitumé ou cimenté, avec pentes et caniveaux conduisant à une bouche d'égout siphonée.

Une gaine de cheminée avec manteau est indispensable pour assurer la ventilation constante des buées de l'office, qui est toujours d'un voisinage fâcheux pour les salles de malades, si le local n'est pas très bien organisé et très bien tenu.

La laverie est constituée par un robinet d'amenée d'eau froide, placée au-dessus d'une cuve fixe en pierre, ciment ou tôle galvanisée, de 50 litres de capacité, avec un robinet de vidange conduisant à la bouche d'égout.

Mobilier de l'office, laverie.

Ce mobilier comporte :

Un réchaud à gaz surmonté d'une marmite en cuivre de 30 à 50 litres ;

Un second réchaud à gaz, avec marmite en cuivre de 5 à 10 litres ;

Un égouttoir à vaisselle et des rayons ;

Une grande table ;

Des portemanteaux pour les vêtements des infirmiers ;

Des brosses, balais, pinces en bois et lavettes pour la vaisselle ;

Des pelles, serpillières et torchons ;

Une tinette galvanisée, pour les cendres, les balayures et les ordures ;

Un tonneau de 100 litres, avec entonnoir de verre et robinet en bois, pour recevoir une solution de chlorure de zinc à 1/50.

Consigne de l'infirmier dans l'office.

Dès le matin, le tonneau est rempli d'eau, et, à l'aide de l'entonnoir en verre, on y ajoute 20 grammes de chlorure de zinc par litre d'eau introduit. La solution ainsi préparée à l'avance est à la disposition des infirmiers de la division, pour tous les travaux où il est indiqué par les consignes d'en faire usage.

Après les repas, les ustensiles des malades sont apportés

sur la table, et les réchauds à gaz sont allumés sous les marmites, remplies d'eau additionnée de 10 grammes de cristaux de soude par litre.

Les assiettes sont plongées successivement dans la grande marmite, où l'eau sodée est maintenue en ébullition ; on les manie à l'aide d'une pince (formée de deux lamelles de bois articulées par l'une de leurs extrémités), et, avec quelques coups de lavette à manche, elles sont nettoyées facilement sur des deux faces. On les rince dans la cuve fixe remplie d'eau froide et on les place sur l'égouttoir, pour être ensuite essuyées.

Les couverts sont plongés de même dans l'eau sodée bouillante de la petite marmite, puis ensuite rincés à l'eau froide et essuyés.

Les verres sont désinfectés dans une cuvette remplie de la solution de chlorure de zinc, puis rincés sous le robinet d'eau froide.

Après le nettoyage, les ustensiles de table essuyés sont reportés sur les tablettes des lits des malades, et une serpillière mouillée de chlorure de zinc est passée sur la table et sur le sol.

Les marmites sont remplies d'eau nouvelle additionnée de cristaux de soude, les torchons mouillés sont mis à sécher sur les portemanteaux et tous les outils sont remis en ordre, prêts à servir selon les besoins.

A la fin de la journée, la tinette d'ordures est vidée au dépôt commun de l'hôpital.

Conditions du cabinet du médecin traitant.

Local bien éclairé, servant au médecin traitant de vestiaire, de bureau et de laboratoire pour les recherches cliniques.

Le plafond et les murailles sont vernissés, et le parquet imperméabilisé ou ciré, comme celui des salles de malades.

Mobilier du cabinet du médecin traitant.

Il comprend :
Des portemanteaux et des sarraux de rechange ;
Une table de toilette garnie ;
Une table-bureau et des chaises ;
Une table de laboratoire ;
Un appareil complet pour l'examen des urines ;
Un appareil pour les analyses bactériologiques, avec liquides colorants et plaques de microscope.

Consigne de l'infirmier chargé de la tenue du cabinet du médecin traitant.

Tous les matins, avant la visite, ouvrir la fenêtre ; en hiver, allumer le poêle. Passer une serpillière mouillée au chlorure de zinc sur le sol s'il est imperméabilisé; dans le cas contraire, le balayer, le cirer et le brosser.

Passer un linge mouillé au chlorure de zinc sur tous les meubles.

Conditions du cabinet de l'infirmier major.

Local servant de bureau et de magasin de matériel pour le service courant d'une division.

Le plafond et les murailles sont vernissés; le sol est bitumé, cimenté ou en chêne imperméabilisé au coaltar ou à la paraffine.

Mobilier du cabinet de l'infirmier major.

Une table-bureau et une chaise ;
Des planchettes pour placards et consignes ;
Des portemanteaux ;
Des rayons et des armoires pour emmagasiner le matériel.

Consignes du cabinet de l'infirmier major.

Un premier placard indique comment est entretenu le bureau : le travail est le même que celui du cabinet du médecin-chef.

Un second placard indique les corvées hebdomadaires à effectuer dans la division, ainsi qu'il suit :

Lundi. — Passer des torchons mouillés à la solution de chlorure de zinc sur les murailles vernissées, sur les portes et les rampes d'escalier. Dans les locaux blanchis à la chaux, enlever les toiles d'araignées et donner un coup de brosse au lait de chaux sur toutes les souillures des murailles. Enfin, laver les fenêtres.

Mardi. — Porter au foyer de la buanderie le charbon écrasé que contiennent les crachoirs collectifs et nettoyer ces récipients sous un robinet d'eau; puis les remplir à nouveau de charbon écrasé. Désinfecter à la brosse mouillée de solution de chlorure de zinc l'intérieur des tables de nuit et des chaises percées. Passer un linge mouillé de la même solution sur les tables, tablettes de lits, rayons, sièges et autres meubles.

Mercredi. — Nettoyer les appareils d'éclairage et de chauffage, noircir les fontes et tôles des poêles à la mine de plomb, astiquer les cuivres.

Jeudi. — Battre les tapis et lainages, visiter la literie,

remplacer les couvertures, les matelas, les paillasses et tous les objets qui comportent des réparations.

Vendredi. — Echange périodique du linge à l'usage des malades, visite et battage de leurs vêtements.

Samedi. — Soins de propreté du corps, des vêtements et du casernement des infirmiers.

Le détail des attributions et des devoirs des infirmiers-majors, donné chapitre II (page 73), peut utilement faire un troisième placard.

Conditions du cabinet des infirmiers de visite.

Ce local sert de bureau aux infirmiers de visite, qui y exécutent les écritures de la division, sous la surveillance de l'infirmier-major.

Il est en conséquence annexé au précédent et remplit les mêmes conditions.

Mobilier du cabinet des infirmiers de visite.

Ce mobilier comporte une grande table, des sièges, des rayons et des armoires pour le logement du matériel de la division.

Consigne du cabinet des infirmiers de visite.

Service avant la visite du matin. — A son arrivée dans la division, l'infirmier de visite se présente à la revue de l'infirmier-major en même temps et dans la même tenue que les autres infirmiers.

Le cahier en main, il aide à la distribution du petit déjeuner.

Il prend la température des entrants et des malades désignés par le médecin traitant, en se servant, autant que possible, chaque fois, du même thermomètre, pour le même malade. Après avoir fait usage d'un thermomètre, il le stérilise dans une éprouvette contenant une solution de chlorure de zinc.

Il inscrit les noms des entrants sur les cahiers de visite.

Service pendant la visite du matin. — L'infirmier de visite fait soumettre au visa du médecin traitant les bons d'aliments et de médicaments délivrés la veille aux entrants, pour être annexés aux relevés de la veille.

Il suit le médecin traitant de lit en lit, en inscrivant fidèlement ses observations et ses prescriptions sur le cahier de visite du jour, conformément au chapitre 12 de l'école de l'infirmier. Toutes les mutations des malades, ordonnées pendant la visite, sont inscrites sur le cahier de visite à la date voulue et certifiées séance tenante par un visa du médecin traitant.

Il est attentif à tout et se tient prêt à exécuter les ordres qu'il reçoit pour l'examen des malades et l'application des pansements.

Service après la visite du matin. — L'infirmier de visite remet à l'infirmier-major, pour être visés par le médecin traitant, au fur et à mesure de leur établissement, la liste des bains et douches, la liste des tisanes, le bon des médicaments pour l'usage externe, le relevé des médicaments pour l'usage interne et le relevé des aliments. Il dépose ce dernier à la dépense et les autres à la pharmacie, avec la collection des étiquettes numérotées à placer sur les fioles pour la distribution des médicaments.

Distribution des médicaments. — Dès que les médicaments sont livrés par la pharmacie, l'infirmier de visite couvre les fioles d'un bouchon et transporte le tout aux lits des malades, dans un appareil, aidé d'un infirmier de la salle, et, le cahier à la main, il distribue à chaque malade les médicaments prescrits, en expliquant la manière d'en faire usage.

En distribuant les médicaments pour l'usage externe, il fait bien remarquer aux malades qu'ils ne sont pas contenus dans des fioles de verre blanc, à étiquettes blanches, comme les potions, mais dans des fioles en verre jaune et à étiquettes jaune orangé, pour qu'il n'y ait aucune confusion.

Distribution des aliments. — A la sonnerie de la soupe, l'infirmier de visite va à la dépense et à la cuisine se mettre à la disposition de l'infirmier-major, pour l'assister dans la vérification de livraison des divers aliments portés sur le relevé du jour. Les aliments étant transportés dans les salles, l'infirmier de visite lit à haute voix sur le cahier de visite devant les lits des malades couchés les prescriptions alimentaires qui reviennent à chacun d'eux. Il fait de même au réfectoire pour les malades levés, qui y sont rangés devant les tables communes dans l'ordre du numéro de leur lit.

Après la distribution, tout aliment non consommé est aussitôt réintégré à la dépense.

Service entre les visites. — Entre les visites, l'infirmier de visite exécute toutes les écritures de la division. Sur les cahiers de visite, il complète les inscriptions relatives aux entrants, aux sortants et aux décédés. Il prépare des étiquettes de pharmacie et les tableaux nécessaires pour faire le lendemain très rapidement les dépouillements et les relevés, en se conformant au chapitre XIV de l'école de l'infirmier militaire.

Selon les ordres reçus, il prend les températures des entrants, des fiévreux et des malades qui lui ont été désignés.

Service à la contre-visite. — Ce service est le même que pour la visite du matin; toutefois, des prescriptions nouvelles ne sont faites que pour les entrants, et exceptionnellement pour d'autres malades. Il n'y a pas lieu à l'établissement de nouveaux relevés de médicaments et d'aliments, mais simplement à l'inscription de ces prescriptions sur le cahier de visite du jour, et sur des bons particuliers, qui seront annexés aux relevés du jour.

Distributions du soir. — Elles s'exécutent comme celles du matin.

Conditions du cabinet de la sœur.

Ce local sert à la fois de bureau, de lingerie pour la division et d'oratoire pour la sœur.

Le plafond et les murailles sont vernissés, le sol est bitumé ou cimenté, ou en chêne imperméabilisé au coaltar, ou à la paraffine.

Mobilier du cabinet de la sœur.

Il comporte une table-bureau, une chaise, des rayons et des armoires à linge.

Consigne de l'infirmier chargé de la tenue du cabinet de la sœur.

Voir celle du cabinet du médecin traitant; elle est identique.

LOCAUX DE LA DIVISION DE CONTAGIEUX.

Conditions des locaux de la division de contagieux.

Le nombre des militaires entrant à l'hôpital pour fièvres éruptives, ou pour autres maladies éminemment contagieuses, va chaque année en augmentant. Ce résultat doit être considéré comme une conséquence inévitable des mœurs françaises, qui bravent partout la contagion, avec une insouciance qu'on ne saurait trop déplorer.

Dans un hôpital militaire, cette insouciance qui porte la

contagion à son maximum serait très coupable, et le médecin-chef ne saurait tolérer la promiscuité des malades, sans encourir de graves responsabilités.

Le milieu militaire est aussi sensible aux contagions que celui des enfants; il lui a toujours été comparé; et l'aphorisme d'Archambault : « *On meurt à l'hôpital de la maladie qu'on y contracte* », par lequel ce médecin distingué a résumé les causes de la mortalité infantile dans les hôpitaux, mérite d'être rappelé ici.

Dès leur entrée à l'hôpital, les malades sont exposés par la vie en commun à de nouvelles contagions, et se trouvent ainsi particulièrement menacés de complications morbides par associations microbiennes, si on ne les protège contre les contagions intérieures avec la plus grande vigilance, par une bonne organisation des services, par une sélection attentive des malades et par une rigoureuse désinfection. De là des règles techniques générales de la plus grande importance dans les hôpitaux.

Il faut avant tout et partout isoler les affections contagieuses graves dans des cabinets particuliers, et les confier aux soins d'un infirmier spécial, auquel est interdit l'accès des autres salles.

Les affections contagieuses légères doivent aussi être isolées; celles qui sont de même nature peuvent être groupées dans une salle commune avec des infirmiers spéciaux, sans grand inconvénient; mais il n'est pas inoffensif de mettre des rubéoliques, des scarlatineux, des érysipilateux, des oreillons, des grippés et des diphtéritiques en promiscuité dans une même salle commune, bien qu'ils ne soient que légèrement atteints.

Avec beaucoup de raison, dans certains hôpitaux, on a organisé un système cellulaire, pour isoler aussi les cas douteux, jusqu'à ce que le diagnostic d'affection éminemment contagieuse soit confirmé, et la précaution mérite évidemment d'être généralisée.

Les divers locaux affectés aux contagieux et aux douteux doivent être éloignés des autres salles de malades et placés autant que possible dans un pavillon spécialement construit à cet effet; ou mieux encore, dans plusieurs petits pavillons, isolés les uns des autres.

On a su satisfaire à ces besoins multiples d'isolement des contagieux, dans la construction récente de l'hôpital Pasteur (rue Vaugirard, à Paris), type, qui constitue un très sérieux progrès dans l'organisation hospitalière. Tous les contagieux y sont isolés individuellement, et les chambres communes sont réservées uniquement aux convalescents.

Sous cette simple formule s'exprime définitivement la règle technique, d'après laquelle les pavillons de contagieux doivent être organisés, pour que les chances de contagions intérieures soient réduites au minimum.

Dans les vieux hôpitaux, on ne peut arriver à satisfaire à cette règle fondamentale, dans l'organisation du service des contagieux, qu'en divisant les grandes salles existantes en cellules, ou box, par des cloisons vitrées, disposées autour d'un long couloir central. Chaque box constitue alors un petit cabinet d'isolement, dont une paroi est formée par le mur de la salle, avec une fenêtre, et les trois autres parois par des vitrages fixés sur un châssis en bois. La hauteur des cloisons qui limitent les box est de $2^m,10$; celles-ci sont fixées au parquet de la salle par des montants en fer, mais en laissant au-dessous d'elles un espace libre de $0^m,05$ de hauteur. Les box ont pour plafond commun celui de la salle; ils sont largement ouverts en haut, et il a été démontré expérimentalement depuis dix ans, à l'hôpital des enfants malades de Paris, par M. le professeur Grancher, puis par M. le docteur Moizard, que l'isolement par ces cloisons incomplètes est suffisant : parce que la contagion par l'air n'existe pas, là où la poussière est supprimée; tandis que la contagion directe ou indirecte par les objets existe pour toutes les maladies. Chaque box est fermé par une porte qui, étant vitrée comme les cloisons, rend la surveillance facile, tout en assurant l'isolement et la jouissance de distractions extérieures. Le chauffage et l'éclairage se font en commun par le couloir central.

Ce système de box convient aussi bien à l'isolement des douteux que des contagieux graves.

Les salles communes affectées aux convalescents sont conditionnées comme celles des autres services ; l'imperméabilisation des murailles et des parquets y est de toute nécessité. D'ailleurs, dans tous les locaux d'une division de contagieux, les plafonds et les cloisons non vitrées sont vernissés ; les parquets doivent être en bitume, en ciment ou en chêne imperméabilisé à la paraffine et n'exiger qu'un nettoyage à la serpillière humide. Il faut partout renoncer aux parquets cirés, qui nécessitent un balayage à sec et un déplacement incessant de poussières dangereuses.

Mobilier des locaux affectés aux contagieux.

Le mobilier du box doit toujours être réduit au strict nécessaire, c'est-à-dire : un lit à sommier métallique du système Herbet, un mobilier et un traversin en varech, qu'on renouvelle après incinération du contenu; une chaise cannée, un seau inodore stérilisable et une table de nuit d'un modèle métallique. Il faut, en outre, un pot à tisane en faïence, un verre à boire, des assiettes de faïence, un couvert ordinaire et un crachoir individuel en faïence. Ces ustensiles sont stérilisés à l'eau sodée bouillante toutes les fois qu'ils sortent du box. Enfin, il faut une petite cuvette, contenant en permanence une solution de chlorure de zinc à 1/50, pour y plonger les mains dès qu'on entre dans le box, et deux ou trois sarraux stérilisés à l'étuve plusieurs fois par semaine.

Dans les salles communes réservées aux contagieux convalescents, le mobilier est le même que dans les autres divisions. Cependant, s'il n'y a pas un cabinet d'aisance pour chaque salle, elles doivent être pourvues chacune d'un seau inodore stérilisable. Il faut, en outre, dans chacune d'elles, comme dans les box, une cuvette de solution antiseptique pour le lavage des mains et des sarraux à demeure pour le personnel en service.

Consigne de la division des contagieux.

Tenue de travail et propreté. — L'infirmier employé dans un service de contagieux ne doit pas pénétrer librement dans les autres divisions de malades. Il porte au bras un brassard de drap jaune, qu'il doit revêtir dès qu'il entre dans la division des contagieux. Il se lave soigneusement les avant-bras, les mains et le visage et quitte ses vêtements de travail lorsqu'il se rend au réfectoire pour prendre ses repas. Il fait de même lorsque son travail dans la division est terminé ou suspendu.

Travail journalier. — L'infirmier se conforme à la consigne commune aux salles de malades des autres divisions pour le travail à exécuter dans le courant de la journée, mais en observant avec soin les précautions spéciales suivantes.

Précautions spéciales pour entrer dans un box. — Toutes les fois qu'un infirmier pénètre dans un box, pour le service particulier d'un contagieux, il se couvre d'un des sarraux qui y sont suspendus en permanence, et il plonge ses deux mains dans la cuvette contenant la solution antiseptique. Après avoir exécuté son travail sans s'essuyer les mains, il ôte le sarrau et plonge de nouveau les mains dans la cuvette, avant de sortir du box.

Précautions spéciales pour les distributions. — Les tisanes, les médicaments et les aliments destinés au malade sont déposés sur une tablette près de la porte du box par les distributeurs, sans y pénétrer.

Précautions spéciales à l'arrivée d'un contagieux. — Le malade entrant, atteint d'une affection contagieuse confirmée ou douteuse, ne doit pas pénétrer au bureau des entrées; il est conduit ou transporté directement dans un box d'isolement qui lui est affecté. Le brancard et la literie qui ont servi à ce transport sont envoyés aussitôt à l'étuve pour être désinfectés. L'infirmier met à la disposition du malade un récipient métallique à désinfection, du linge et des vêtements d'hôpital, qui lui sont délivrés par l'infirmier-major de la division. La manche gauche de la capote ou de la vareuse donnée au malade porte à sa partie supérieure un galon de laine jonquille (notice 16). Le malade quitte tous les effets particuliers qu'il a apportés et les place dans le récipient à désinfection. Après s'être assuré que rien n'a été oublié, l'infirmier transporte ce récipient à la buanderie, pour que le contenu en soit inventorié, lessivé ou désinfecté, puis entreposé au vestiaire du bureau des entrées.

Précautions spéciales à la sortie d'un contagieux. — Lorsqu'un malade est désigné pour sortir du box, il prend un bain savonneux dans une baignoire apportée devant son lit, et l'infirmier lui fait revêtir des effets de rechange. Le malade sort alors du box pour entrer dans la salle de convalescents qui a été désignée par le médecin traitant.

Les effets, abandonnés par le malade dans son box, sont réunis dans un récipient à désinfection, les draps et les couvertures dans un sac à désinfection, et le tout est transporté à la buanderie. Le varech du matelas et du traversin est brûlé et les enveloppes lessivées.

LOCAUX POUR DÉTENUS, CONSIGNÉS ET ALIÉNÉS

Conditions des locaux pour détenus, consignés et aliénés.

Les malades occupant ces locaux étant séquestrés, il importe que l'orientation permette l'accès du soleil pendant la majeure partie de la journée par de grandes fenêtres grillagées, et que les murs soient exempts d'humidité, sinon les malades s'étiolent rapidement, et la tuberculose les atteint très facilement. De plus, une ventilation permanente est organisée par des gaines Renard et des carreaux Castaing. On facilite la surveillance par des cloisons vitrées et grillagées solidement du côté des malades. Le factionnaire et l'infirmier de garde se tiennent en permanence de l'autre côté du vitrage, dans un cabinet servant de vestibule et d'office commun à ces divers locaux.

Le séjour des aliénés dans un hôpital militaire ne devant être que temporaire, jusqu'à ce que les démarches que comporte l'internement régulier dans un asile aient été effectuées, le capitonnage des murailles du cabanon est superflu. Ce revêtement offre d'ailleurs de sérieux inconvénients au point de vue de la salubrité, et la contention des maniaques, à l'aide d'une camisole, peut, dans une hospitalisation transitoire, être admise en règle, attendu qu'il ne s'agit aucunement d'y organiser une méthode quelconque de traitement des affections vésaniques.

La formule architecturale de tous ces locaux comporte une porte à deux battants pour permettre le passage d'un brancard, un plafond et des murailles vernissés, un sol bitumé ou cimenté ou en chêne imperméabilisé par le coaltar ou la paraffine.

Un cabinet est annexé aux salles des détenus et des consignés pour servir à la fois de salle de bains, de lavabo et de latrines. Toutes les bouches de départ y sont siphonées et les conditions de salubrité de cette annexe doivent être plus que partout ailleurs irréprochables, afin que les malades ne puissent en aucune façon être incommodés par ce voisinage.

Lorsqu'il s'agit d'isoler un détenu pour affection contagieuse, il faut le transférer au service réservé à tous les contagieux de l'hôpital, après en avoir demandé d'urgence l'autorisation au commandant d'armes.

Lorsqu'il s'agit d'isoler un consigné pour un motif analogue, la consigne est suspendue de droit, jusqu'après guérison de l'affection contagieuse.

Mobilier des salles de détenus, de consignés et d'aliénés.

Le mobilier des salles de détenus et de consignés est identique à celui des autres salles communes de malades.

Le mobilier du cabanon comporte un lit de fer à tablettes, un sommier système Herbet, un matelas, un traversin, deux couvertures et un seau inodore stérilisable. D'autres meubles peuvent y être ajoutés, mais seulement sur l'ordre du médecin traitant.

Consigne des locaux pour détenus, consignés et aliénés.

La consigne de l'infirmier employé dans les salles de détenus et de consignés est identique à celle des autres salles de malades. Toutefois, il faut y ajouter qu'il ne peut entrer ni sortir sans l'intervention du factionnaire ou du sous-officier de planton, qui détient les clefs.

La consigne de l'infirmier employé au cabanon est également celle des autres salles de malades, sauf sur les points suivants. L'infirmier surveille constamment l'aliéné qui lui est confié; il le tient sous clef. Il ne doit s'éloigner du cabanon que pour l'exécution du service, et le moins possible. Les médicaments et les aliments destinés au malade sont apportés par les soins de l'infirmier-major, qui pourvoit aussi aux repas de l'infirmier et aux aides qu'il juge utiles.

Si le malade est maintenu par une camisole, il doit s'assurer souvent que ce vêtement ne serre pas au voisinage du cou ou de la poitrine, et que les mouvements respiratoires ne sont pas gênés. Lorsqu'il juge que la contention est trop serrée, ou bien insuffisante, il en rend compte de suite à l'infirmier-major, qui y apporte les modifications voulues, ou bien fait appel au médecin de garde.

L'infirmier doit traiter le malade avec la plus grande douceur, éviter de l'irriter, et, s'il reçoit parfois un coup, il lui est formellement interdit de le rendre ; il doit se borner à faire appel à l'autorité de l'infirmier-major.

LOCAUX DE LA PHARMACIE

Enumération de ces locaux.

Les locaux nécessaires au service de la pharmacie comprennent :

1° Des magasins de médicaments ;
2° Le préparatoire ;
3° La tisanerie, avec laverie ;
4° Le laboratoire ;
5° Le cabinet du pharmacien.

Conditions des magasins de la pharmacie.

Dans quelques hôpitaux militaires, où les approvisionnements de pharmacie de plusieurs corps d'armée sont centralisés, les magasins prennent nécessairement de l'extension. Ils comportent : un local très sec, tel qu'un grenier, pour la conservation des herbes et des denrées très hygrométriques ; un local frais, tel qu'une cave, pour conserver les alcools, les éthers, et en général les substances très volatiles ; enfin, des locaux quelconques exempts d'humidité, pour les autres drogues, la verrerie et le matériel spécial de pharmacie.

Ces locaux doivent être assez éclairés pour qu'on puisse y lire les étiquettes et y travailler dans la journée sans y apporter une lumière artificielle. Le sol est bitumé, ou cimenté, ou parqueté en chêne, et imperméabilisé au coaltar ou à la paraffine, de façon à éviter les poussières des balayages à sec et à les remplacer par un nettoyage à la serpillière mouillée. Les murailles et les plafonds sont vernissés, ou simplement blanchis à la chaux chaque année.

Mobilier des magasins de la pharmacie.

Les magasins de la pharmacie sont pourvus :

De grandes étagères solides, disposées le long des murs ou au milieu du local, en laissant entre elles des passages assez larges pour les fardeaux ;

De grandes armoires à rayons, pour mettre sous clef les médicaments les plus toxiques ou les plus coûteux, comme les alcaloïdes ;

Une bascule de 200 kilogrammes, une balance Roberval de 5 kilogrammes, et une collection de poids en fonte de cuivre et en fonte de fer.

Consigne de l'infirmier garde-magasin de la pharmacie.

L'infirmier chargé de la garde des magasins de la pharmacie en interdit l'entrée à tout étranger au service ; il s'oppose à l'introduction de lumières ou d'allumettes et observe partout les mesures spéciales contre l'incendie.

Il procède chaque jour à la propreté du mobilier et du sol au moyen de douets mouillés, afin de supprimer les poussières.

Mode d'emmagasinage. — Après les réceptions, il répartit les denrées ou le matériel dans les locaux qui leur sont affectés, d'après leur nature ou leur forme pharmaceutique, en observant l'ordre de la nomenclature générale du service de santé, autant que les choses le comportent. Les produits de même nature sont groupés ensemble, de façon à mettre au premier rang pour la consommation ceux qui proviennent de réceptions plus anciennes, et à faciliter la rapidité des recensements. Les objets de la verrerie et de la poterie sont toujours lavés avant l'emmagasinage, afin d'être immédiatement prêts pour le service, et les fioles sont tarées et étiquetées.

Mode de livraison. — Il prépare à l'avance les livraisons

aux corps de troupe, en détaillant les denrées et médicaments dans les collections de petits récipients destinés à ces livraisons. Après avoir nettoyé et séché avec soin ces récipients, ils sont tarés, étiquetés, remplis et bouchés suivant les ordres du pharmacien.

Quand les demandes de médicaments à livrer lui parviennent, il fait les lotissements qui y donnent satisfaction, et, après les avoir soumis à la vérification du pharmacien, il les transporte au magasin du matériel, pour que le gestionnaire en fasse l'emballage et l'expédition.

Écritures. — Il tient à jour un carnet-inventaire trimestriel de toutes les entrées et sorties définitives du magasin, et il note dans la colonne d'observations les flacons et autres objets brisés, pour en faire un relevé trimestriel.

Conditions du préparatoire de la pharmacie.

Le local étant destiné à la préparation extemporanée des potions, des pilules et de tous les genres de médicaments livrés chaque jour, tant à l'hôpital qu'aux parties prenantes étrangères à l'hôpital, comporte une salle bien éclairée, avec un sol bitumé ou cimenté, de préférence à un parquet en bois.

Mobilier du préparatoire de la pharmacie.

Le mobilier se compose :
D'une grande table recouverte d'une feuille d'étain, ou mieux, d'une tablette de lave émaillée ;
D'étagères pour les flacons et les récipients des médicaments usuels mis en consommation ;
D'un vidoir siphoné, surmonté d'un robinet d'amenée d'eau ;
D'une armoire pour les poisons, dont le pharmacien seul a la clef ;
D'une armoire pour le service de nuit, dont la clef est remise au médecin de garde ;
D'une balance Roberval de 5 kilogrammes, avec boîte de poids en fonte de cuivre ;
D'une balance de précision et d'un trébuchet ;
Enfin, de diverses mesures de capacité.
Il faut ajouter une table-bureau pour les écritures, une chaise et un appareil de chauffage pour l'hiver.

Consigne du préparatoire de la pharmacie.

Service avant la visite. — Les fioles à potions et récipients provenant des distributions de médicaments de la veille sont apportés des différentes salles de malades à la laverie ; l'infirmier du préparatoire les nettoie avec soin et les range au fur et à mesure sur l'une des extrémités de la grande table du préparatoire, pour servir à la prochaine distribution.

Service après la visite du matin. — L'infirmier sert d'aide au pharmacien et accomplit tous les ordres qu'il reçoit pour l'exécution des relevés et des bons de médicaments qui arrivent des divisions de malades. Il place sur les fioles les bouchons et les étiquettes numérotées apportées avec le relevé, et il fait pour chaque division un lotissement spécial ; enfin, il range les médicaments dans les appareils de transport et vérifie avec l'infirmier de visite si les livraisons sont complètes et conformes au relevé ou aux bons présentés.

Service après les repas. — Il va prendre son déjeuner au réfectoire ; puis, de retour à la pharmacie, il remet tout en ordre dans le préparatoire et procède au nettoyage du mobilier et du sol, à l'aide de douets mouillés pour éviter toute poussière.

Il se tient ensuite prêt à satisfaire, selon les ordres du pharmacien, aux petites livraisons qui sont demandées dans le restant de la journée.

Les préparations comportant l'emploi de substances toxiques sont toujours faites par le pharmacien lui-même, qui est seul détenteur de la clef de l'armoire aux poisons.

Conditions de la tisanerie et de la laverie.

Un seul local suffit pour ces deux services ; mais un local séparé pour la laverie est préférable.

Le sol est bitumé ou cimenté, à pentes réglées vers une bouche d'égout siphonée ; un robinet d'amenée d'eau est placé d'autre part au-dessus d'une cuve fixe, à bouche également siphonée. Une gaine de cheminée avec manteau doit faciliter le départ des buées ; ou, comme dans une cuisine, le plafond est ouvert en lanterneau.

L'une des fenêtres, ou la porte elle-même, si elle donne dans un vestibule, est percée à un mètre au-dessus du sol d'un large guichet, de façon à permettre les distributions des tisanes sans pénétrer dans le local.

Mobilier de la tisanerie-laverie.

Ce mobilier se compose :

D'un fourneau de cuisine pourvu de grandes et de petites marmites, dont la capacité est en rapport avec l'importance de l'hôpital, et destinées à porter l'eau des diverses tisanes à l'ébullition ;

D'un alambic pour distiller l'eau ;

D'une batterie de filtres Pasteur pour stériliser l'eau de boisson ;

D'une collection de réservoirs à tisane en étain ;

De pots à tisane en faïence ;

D'une grande table recouverte d'étain ou de lave émaillée ;

D'une grande étagère ;

Enfin, de seaux à charbon et d'ustensiles de chauffage.

Consigne de la tisanerie-laverie.

Service avant la visite du matin. — Dès la première heure, l'infirmier allume le fourneau et prépare les tisanes d'un usage courant, en se conformant aux ordres du pharmacien à ce sujet.

Les récipients à tisane qui sont vides sont lavés et brossés intérieurement avec soin.

Service après la visite du matin. — L'infirmier reçoit au guichet les bons de tisane des infirmiers de salles, et remplit les pots qui lui sont apportés, suivant les indications portées sur les bons.

Il met en préparation les tisanes nouvelles et les livre aussitôt après les autres.

Il délivre les carafes d'eau filtrée demandées pour les repas des malades et des infirmiers.

Service du soir. — La livraison des boissons s'effectue, après la visite du soir, de la même façon que le matin.

Les bons de la journée sont réunis et remis au pharmacien.

Le mobilier et le sol sont nettoyés à la fin de la journée à l'aide de douets mouillés.

Conditions du laboratoire.

Ce local doit être très éclairé ; son sol bitumé ou cimenté est à pentes réglées vers une bouche d'égout siphonée. Un robinet d'amenée d'eau est placé au-dessus d'un évier à bouche siphonée; enfin, il y a une cheminée avec manteau pour le départ des buées.

Mobilier du laboratoire.

Ce mobilier comporte :

Une conduite de gaz à éclairage avec compteur, un réchaud à gaz et des becs de Bunzen ;

Une table de lave émaillée ;

Une étuve à dessiccation ;

Une boîte de réactifs ;

Enfin, un appareil de chauffage, une étagère et un porte-manteau.

Consigne du laboratoire.

Elle a pour objet le nettoyage des locaux et des ustensiles, selon les ordres donnés par le pharmacien.

Conditions du cabinet du pharmacien.

Local affecté au travail des écritures de la pharmacie, n'exigeant que les conditions banales des habitations salubres en général.

Mobilier du cabinet du pharmacien.

Une table-bureau, des sièges, une étagère pour les archives, enfin, un appareil de chauffage.

Consigne de l'infirmier.

Elle ne comporte que le nettoyage quotidien du mobilier et du parquet à la serpillière mouillée.

LOCAUX DU SERVICE DES ENTRÉES

Enumération des locaux à affecter au service des entrées.

Ces locaux comprennent :

1° Un bureau des entrées ;
2° Un vestiaire ;
3° Un magasin des effets des entrants.

Conditions du bureau des entrées.

Ce local est situé à l'entrée de l'hôpital, non loin de la loge du concierge ; on y accède par un vestibule couvert, un porche ou une véranda très abordable aux voitures. Servant de passage à tous les malades avant leur triage, ce local doit être organisé de façon à être tenu très proprement et désinfecté facilement. Le sol est bitumé ou cimenté, ou bien en chêne imperméabilisé au coaltar ; le plafond et les murailles sont vernissés, et une ventilation permanente indépendante des fenêtres y est assurée par une gaine Renard ou des carreaux Castaing.

La partie du local réservée aux employés est bien éclairée et séparée de celle qui est accessible au public par une balustrade vernissée d'un mètre de hauteur, surmontée d'une planchette.

Mobilier du bureau des entrées.

Il se compose de tables-bureaux, de sièges, d'étagères pour les archives et d'un appareil de chauffage.

Consigne de l'infirmier commis du bureau des entrées.

Visite du médecin de garde. — L'infirmier commis du bureau des entrées fait avant tout visiter le malade entrant par le médecin de garde, qui signe le billet d'hôpital et indique dans quelle salle doit être placé le malade. S'il est atteint d'une affection contagieuse, il est transporté directement à son lit, sans stationner au bureau des entrées.

Vérification du billet d'entrée. — L'infirmier s'assure que le billet d'hôpital (mod. 44) est régulièrement établi, et fait timbrer la date d'entrée, *ne varietur*, par l'officier d'administration. (Art. 203, 204, 209.)

Inscription au registre des entrées. — Il porte sur le registre des entrées (mod. 111) à la suite, sans rature ni surcharge, les inscriptions du billet d'hôpital. Si le malade entre d'urgence, il n'inscrit qu'au crayon les renseignements du billet provisoire ; au moment où il recevra le billet régulier, il reportera à l'encre les inscriptions définitives, sous le même numéro du registre.

Adresse des parents. — Il prend note sur un carnet spécial de l'adresse des parents de l'entrant, et, pour les orphelins, de l'adresse de toute autre personne indiquée par le malade. Si le malade ne peut parler, ces renseignements sont demandés au corps d'origine.

Religion. — Il inscrit sur un registre (mod. 43) les malades qui n'appartiennent pas au culte catholique.

Dépôts de valeurs. — Il se fait remettre l'argent ou les bijoux que possède le malade, pour les déposer entre les mains du gestionnaire. Un récépissé détaché du registre à souche (mod. 48) est donné en échange à l'intéressé, et le numéro du récépissé est reporté sur le registre des entrées. Dans le cas où il n'y a pas eu dépôt de valeurs, le numéro du récépissé est remplacé sur le registre des entrées par la mention « n'a rien déposé », et par la signature du malade.

Les officiers sont, s'ils le désirent, dispensés de la formalité du dépôt d'argent, mais ils doivent déposer leurs armes. (Art. 215 et circ. minist. du 18 mai 1897.)

Mesures de propreté. —Il fait passer l'entrant au vestiaire, pour lui faire, à moins d'ordre contraire du médecin de garde, laver les pieds, la figure, les mains et changer de vêtements.

Inventaire des effets. — Il fait l'inventaire de tous les effets particuliers du malade, sur un registre (mod. 49), et il reporte cet inventaire sur un bulletin détaché du billet d'hôpital, pour être fixé aux effets réunis dans une case spéciale du magasin des effets des entrants.

Conduite du malade à son lit. — Le malade est enfin conduit dans la salle indiquée sur le billet d'entrée par le médecin de garde, et remis aux soins de l'infirmier de la salle, avec le billet d'hôpital, le livret et la plaque d'identité.

Timbrage des billets des sortants. — Après la visite du matin, les infirmiers-majors font déposer au bureau des entrées le billet d'hôpital du malade désigné pour sortir le lendemain matin et rejoindre son corps. La date de la sortie y est inscrite par l'apposition d'un timbre humide. (Art. 204, 205.)

Enregisrement de la sortie. — L'enregistrement de la sortie est faite immédiatement sur le registre des entrées (mod. 111). Le jour de la sortie par guérison n'appartient pas à l'hôpital.

Remise des effets et des valeurs aux sortants. — Dans la journée qui précède la sortie, les effets militaires, ainsi que les objets et valeurs propriétés particulières du sortant, lui sont remis ; il les reconnaît et donne décharge sur le registre (mod. 48.)

Entrées et sorties d'ordre. — Toutes les fois qu'un militaire en traitement à l'hôpital est rayé de l'effectif soldé, et qu'il en est donné avis officiel au médecin-chef (mod. 64), il est porté sortant pour ordre au titre du corps d'origine à la date précise de la radiation, et il est établi un billet d'entrée d'ordre au titre des militaires rayés des contrôles.

Enregistrement des décès. — En cas de décès, le livret individuel et le billet d'hôpital portant au verso la date de la mort, la nature de la maladie qui l'a causée, le visa du médecin traitant, celui du gestionnaire et du médecin-chef, sont apportés au bureau des entrées pour être inscrits aussitôt sur le registre des décès (mod. 67). Ce registre, tenu avec une scrupuleuse exactitude, est soumis chaque fois au visa du médecin traitant, qui, par une annotation, désigne la maladie ou la blessure cause de la mort.

Le décès est également mentionné dans la colonne d'observations du registre des entrées (mod. 111), avec le visa du médecin traitant.

Evacuation individuelle. — Lorsqu'un malade sort par évacuation, le billet d'hôpital, complété dans sa partie médicale et visé du médecin traitant, est déposé au bureau des entrées ; le jour de la sortie par évacuation y est inscrit par un timbre humide.

L'enregistrement de l'évacuation est fait sur le registre des entrées (mod. 111) ; enfin, il est établi une feuille d'évacuation (mod. 70) et une feuille de route qui sont remises à l'intéressé ou, s'il y a lieu, à l'infirmier désigné pour accompagner le malade.

Evacuation collective. — On opère pour chaque malade comme dans une évacuation individuelle ; mais la feuille d'évacuation et la feuille de route sont alors collectives, et elles sont remises au chef du convoi d'évacuation.

Autres écritures. — Le gestionnaire fait en outre tenir au bureau des entrées les registres suivants :
Le registre de l'effectif des malades (mod. 112) ;
Les contrôles nominatifs trimestriels des malades par corps (mod. 114) ;
Les feuilles nominales décomptées (mod. 118) ;
Le registre des effets ou objets laissés par les décédés et les évadés (mod. 101) ;
Le carnet des inventaires des valeurs et des effets laissés par les décédés (mod. 100) ;
Enfin, c'est au bureau des entrées qu'incombe le soin d'extraire de ses différents registres les comptes rendus éventuels ou périodiques à expédier aux destinataires suivants :

1° Aux autorités municipales et aux familles :
Les avis télégraphiques au maire de la commune du domicile des parents, en cas de danger de mort pour un malade et en cas de décès (mod. 64 *bis* et 65) ;
La déclaration de décès au maire de la garnison (mod. 67) ;
L'extrait du registre de décès au maire du dernier domicile (mod. 68).

2° Aux commandants d'armes, aux chefs de corps ou de service :
Les états nominatifs des sortants de la garnison (mod. 61) ;
Les avis concernant les détenus et les évadés ;
Les bulletins nominatifs d'avis d'entrée, de sortie et de décès (mod. 46) ;
Les feuilles nominales décomptées (mod. 118).

3° Au directeur du service de santé :
Les extraits du registre de décès (mod. 46) ;
Les bulletins de mutation (mod. 46) concernant les anciens militaires en prolongation de traitement autorisée ;
Les feuilles nominales décomptées (mod. 118) ;
Le compte annuel de destination des effets des décédés et des évadés (mod. 125) ;
Enfin, les pièces de la comptabilité en journées, c'est-à-dire ; le rapport journalier (mod. 36) en deux expéditions ; la situation mensuelle (mod. 37) ; le compte trimestriel en journées (mod. 119), et le compte annuel en journées (mod. 120).

(Voir chapitre VI, Ecritures.)

Conditions du vestiaire des entrants.

Ce local, contigu au bureau des entrées, doit être éclairé, facile à aérer et à désinfecter. Les murailles et le plafond sont vernissés, le sol est bitumé ou cimenté et en pente douce vers une bouche d'égout siphonée.

Mobilier du vestiaire des entrants.

Ce mobilier comporte :

Un robinet d'amenée d'eau au-dessus d'une cuvette siphonée ;

Un serpentin à gaz pour le chauffage des bains de pied ;

Deux ou trois bassins pour pédiluves ;

Des cuvettes, des brocs, des seaux, des savonnettes, des brosses à ongles, des serviettes ;

Un miroir ;

Des sièges et des portemanteaux ;

Enfin, un appareil de chauffage pour l'hiver.

Il faut y ajouter des sacs et un récipient métallique pour recevoir les effets à blanchir ou à désinfecter ;

Des armoires contenant une vingtaine de collections complètes d'effets d'hôpital, à savoir : 20 capotes, 20 pantalons, 20 caleçons, 20 paires de bretelles, 20 chemises, 20 cravates, 20 bonnets de coton, 20 mouchoirs de poche, 20 paires de chaussettes et de pantoufles et 5 gilets de flanelle pour les malades qui en ont l'habitude.

Consigne du vestiaire des entrants.

Mesures de propreté corporelle. — L'infirmier préposé au vestiaire des entrants invite les malades à se laver avec soin le visage et les pieds ; il leur fournit de l'eau chaude selon leur désir, en particulier pour le bain de pieds, et les aide au besoin dans leur toilette.

Changement de linge et de vêtements. — L'infirmier délivre à chaque malade entrant une collection complète d'effets d'hôpital, convenant au grade et à la taille, et portant les marques distinctives prescrites par la notice 16.

D'une part, il met dans un sac à désinfection le linge de corps que quitte le malade ; d'autre part, il fait un paquet des vêtements et des chaussures, auquel il attache le bulletin-inventaire établi par le bureau des entrées.

Destination donnée au linge et aux effets. — Dès que l'entrant a été conduit à son lit, l'infirmier s'occupe de battre, de brosser ses vêtements, de les plier, de nettoyer ses chaussures et de déposer le tout, en un paquet, dans un des casiers du magasin des effets des entrants.

Le linge de corps contenu dans le sac à désinfection est inscrit sous le nom du malade sur un carnet spécial, puis porté à la buanderie, où le préposé donne sur le carnet récépissé de chaque dépôt.

Nettoyage du vestiaire. — Le sol du vestiaire et le mobilier sont ensuite nettoyés au moyen d'une serpillière mouillée d'une solution de chlorure de zinc ; ils doivent être parfaitement propres et désinfectés pour l'arrivée d'un autre entrant.

Remise du linge lessivé. — Avant le repas du soir, l'infirmier se rend à la lingerie, où on lui remet par paquets le linge de corps des entrants des jours précédents, qui a été lessivé ; il le place dans les cases du magasin des effets des entrants avec les vêtements appartenant au même malade.

Entretien des collections d'effets destinés aux entrants. — L'infirmier reçoit aussi de la lingerie autant de collections d'effets d'hôpital qu'il y a eu d'entrants dans la journée, afin que le chiffre de ces collections soit maintenu à la même hauteur.

Conditions du magasin des effets des entrants.

Local vaste, bien éclairé et largement ventilé par fenêtres opposées toujours ouvertes, ou par une gaine Renard et des carreaux Castaing. Les murailles et le plafond sont blanchis à la chaux une fois par an, ou vernissés, pour permettre des lavages désinfectants. Le sol est bitumé ou cimenté, en tous cas imperméabilisé, pour éviter les balayages à sec et faciliter la suppression des poussières sur le sol et les meubles par des douets mouillés de solution de chlorure de zinc.

Mobilier du magasin des effets des entrants.

Le local est garni d'étagères, subdivisées en casiers, dont le nombre est équivalent au chiffre des lits de l'hôpital. Les casiers sont ouverts sur le devant et sur le fond; les quatre autres faces sont en bois imperméabilisé ou vernissé, afin de permettre leur nettoyage et leur désinfection avec une serpillière mouillée d'une solution de chlorure de zinc.

Consigne du magasin des effets des entrants.

Service des entrants. — L'infirmier garde-magasin reçoit dans une des cases vides, à la suite, les effets et les chaussures appartenant à chaque entrant ; il les range avec soin ; il y joint le linge de corps au fur et à mesure qu'il est lessivé ou désinfecté, et il attache à la case le bulletin-inventaire de l'entrant.

Service des sortants. — La veille du jour où un malade doit sortir de l'hôpital, l'infirmier remet à celui-ci tous les effets de son casier portés sur le bulletin-inventaire.

Propreté des locaux. — Avant le repas du soir, l'infirmier passe chaque jour un douet mouillé de solution de chlorure de zinc sur les parois de toutes les cases vides et sur le sol du magasin. Il entretient de la même manière le mobilier et les locaux du vestiaire et du bureau des entrées. Il ouvre les fenêtres et les fixe pour assurer la ventilation de tous les locaux pendant la nuit.

LOCAUX DU SERVICE DE L'ALIMENTATION

Énumérations de ces locaux.

Le service de l'alimentation dans un hôpital militaire comporte :

1° Le bureau de la dépense ;
2° Une salle de réception et de distribution;
3° Des magasins pour les approvisionnements, tels que boucherie, cave, bûcher ;
4° Une cuisine ;
5° Une laverie.

Conditions du bureau de la dépense.

Petit local bien éclairé contigu à la cuisine et à la salle de réception ou de distribution, et où l'officier d'administration et l'infirmier commis, préposés au service de l'alimentation, exécutent les écritures. Le plafond et les murailles sont vernissés, le sol est parqueté ou bitumé.

Mobilier du bureau de la dépense.

Le mobilier du bureau de la dépense comprend une table-bureau, des casiers, des sièges et un appareil de chauffage pour l'hiver.

Consigne de l'infirmier commis de la dépense.

Achats sur place sans facture. — L'infirmier commis du bureau de la dépense reçoit en dépôt aux magasins de la dépense les achats sans facture qui sont faits dans la matinée sur les marchés de la place par l'infirmier ou la sœur chargés de ces achats.

Il enregistre les marchandises sur un carnet spécial (mod. 80), en y consignant les renseignements fournis par l'acheteur.

Livraisons des fournisseurs. — L'infirmier commis reçoit la livraison des commandes faites les jours précédents aux fournisseurs ; il vérifie en leur présence les quantités apportées, il les inscrit sur des récépissés provisoires détachés d'un registre à souche, et les fait viser par le gestionnaire avant de les remettre aux fournisseurs.

Réceptions de la commission. — Il dispose toutes les denrées et objets de consommation livrés dans les vingt-quatre heures, sur les tables de la salle de réception de la dépense, pour être soumis à l'examen de la commission de réception, et il les inscrit sur le registre de réception des denrées (mod. 85).

Enlèvement des denrées refusées et leur remplacement. — Les denrées reçues par la commission sont prises en compte sur le livret mensuel et rangées dans les caisses des magasins de la dépense, Celles qui sont rejetées restent à la disposition du fournisseur, que le commis prévient immédiatement quand le remplacement doit s'effectuer le matin même.

Etablissement du relevé général des aliments. — Dès que les relevés particuliers des aliments prescrits à la visite du matin (mod. 57) ont été envoyés des divisions des malades, le commis établit à l'aide de ces documents le relevé général journalier des aliments (mod. 58). D'après le décompte de ce relevé général, les quantités de denrées nécessaires à la préparation des repas des malades, au grand et au petit régime, sont aussitôt délivrées au cuisinier.

Préparation des distributions. — Le commis communique au cuisinier les relevés particuliers des divisions, pour qu'il prépare la distribution des potages, des bouillons, de la viande, des légumes et des aliments légers ou particuliers, destinés aux repas de 10 heures et de 5 heures de chaque division.

Il coupe les portions de pain et les répartit dans autant de paniers qu'il y a de divisions ; il dispose de même les boissons alimentaires dans des bidons pour le transport dans chaque division ; il prépare enfin les desserts afférents à chacune d'elles sur des plateaux portatifs.

A l'heure des repas, il fait la livraison de ces aliments aux infirmiers-majors, qui président à leur transport et à leur distribution aux malades.

Repas remboursables. — Le commis de la dépense pourvoit de la même façon que pour les malades à la distribution des repas au médecin de garde, à l'officier d'administraiton de garde, à tous les sous-officiers infirmiers, qui sont nourris à titre remboursable aux vivres d'hôpital, enfin aux sœurs hospitalières.

Il pourvoit encore à la distribution de vingt centilitres de vin matin et soir au repas de chaque soldat infirmier. (Notice 17.)

Enfin, dans les hôpitaux où les soldats infirmiers ne font pas ordinaire, et sont nourris aux vivres d'hôpital, sous la condition d'une retenue journalière sur la solde, la dépense fournit les vivres nécessaires à leur repas, sur le même taux que pour les malades au grand régime.

Pour régulariser ces livraisons remboursables, il tient à jour un carnet spécial, sur lequel il fait le décompte journalier des repas et des aliments qui reviennent aux diverses parties prenantes, d'après les chiffres d'effectifs du registre (mod. 113).

Aliments et boissons livrés entre les repas. — Le commis préposé à la dépense va prendre ses repas au réfectoire avec la deuxième série d'infirmiers.

Lorsque des aliments ou des boissons doivent être distribués à des malades entre les repas, ils sont compris dans le relevé particulier de la division et livrés à l'infirmier-major à l'heure prescrite, ou à 10 heures et à 5 heures, avec les autres aliments ; dans ce dernier cas, il appartient à l'infirmier-major de faire réchauffer ces aliments à l'office de la division pour le moment de leur distribution.

Aliments des entrants et des sortants externes. — Les aliments prescrits aux entrants et aux sortants externes à la garnison sont délivrés par le commis de la dépense à l'infirmier-major de la division, sur la présentation d'un bon particulier signé du médecin de garde ou du médecin traitant.

Ce bon est annexé au relevé particulier du jour même, et figure dans les totaux du relevé général.

Aliments non consommés. — Après les distributions dans les divisions de malades, les aliments et les boissons en excédent, ou qui ne sont pas consommés, sont rapportés à la dépense, où ils sont utilisés pour le mieux au repas suivant, et portés en déduction sur les quantités à livrer par la dépense.

Bons de commande aux fournisseurs. — Les consommations réelles sont, dans la pratique, inférieures aux décomptes du relevé général ; aussi ces décomptes peuvent-ils servir de base aux commandes à faire le soir même aux fournisseurs pour le lendemain matin. Toutefois, il convient de tenir compte, dans une certaine mesure, des variations progressives des mouvements journaliers des malades, qui, dans le premier et le dernier trimestre de l'année, vont ordinairement en progressant chaque jour de quelques unités, tandis que dans le deuxième trimestre, ils subissent au contraire une diminution journalière très accentuée. Les mouvements des malades des années précédentes méritent toujours d'être consultés. En groupant ces données, le commis établit dans la journée les bons de commandes aux fournisseurs ; il les fait signer par le gestionnaire et les fait porter aux destinataires.

Récépissés définitifs aux fournisseurs. — Il leur fait remettre en même temps un reçu définitif des livraisons de la journée, détaché du carnet à souche (mod. 109), annulant le reçu provisoire donné avant la réception des fournitures par la commission.

Livraisons pour le petit déjeuner du lendemain. — Il livre au cuisinier les fournitures nécessaires pour la préparation du premier déjeuner du lendemain.

Travaux de propreté. — Le bureau de la dépense et les bureaux annexes sont, à la fin de la journée, nettoyés en passant des serpillières mouillées d'une solution de chlorure de zinc sur le mobilier et le sol. Les fenêtres sont maintenues ouvertes toute la nuit.

Enregistrement des opérations. — Le commis de la dépense enregistre, au fur et à mesure, toutes les opérations d'entrée et de sortie définitives des denrées et des objets de consommation effectuées dans le cours de la journée sur la minute du livret mensuel (mod. 116).

Il classe d'autre part avec soin dans un ordre chronologique les relevés, les bons et toutes les factures, qui sont les pièces justificatives de la comptabilité spéciale des consommations journalières.

(Voir chapitre IV, Approvisionnements.)

Conditions de la salle des réceptions et des distributions de la dépense.

Cette salle doit être contiguë au bureau de la dépense et à la cuisine de l'hôpital ; elle doit en outre être accessible aux voitures des fournisseurs.

Le sol est bitumé, les murailles et le plafond blanchis à la chaux, ou vernissés pour que le nettoyage en soit facile, et une ventilation permanente y est assurée par une gaine Renard et des carreaux Castaing.

Mobilier de la salle des réceptions et des distributions de la dépense.

Le mobilier se compose :

D'une balance Roberval de 5 kilogrammes ;
D'une balance bascule de 500 kilogrammes ;
De collections de poids légaux en fonte de cuivre et de fer ;
D'un jeu de poids pour les portions de pain ;

D'une jauge en fer, et de cuillers à distribution pour les liquides ;

De collections de mesures légales de capacité en bois, en étain et en fer-blanc ;

D'une collection de mesures en fer-blanc pour la distribution des rations de vin.

Il faut, en outre, des paniers à distribution pour le pain, des seaux à distribution pour le vin et le bouillon, des appareils à distribution pour les aliments légers ; des couteaux de dépense de boucherie et une machine à couper le pain, etc. ; de grandes tables, des rayons et une armoire contenant la collection des échantillons modles-types de la dernière adjudication.

Consigne de la salle des réceptions et des distributions de la dépense.

Voir celle du bureau de la dépense.

Conditions des magasins d'approvisionnements de la dépense.

Ces magasins comportent : un local pour la boucherie, une cave pour les boissons alimentaires, un bûcher pour le combustible, enfin un magasin banal pour les autres approvisionnements.

Le réduit destiné à la boucherie est éclairé par une fenêtre orientée au nord et à l'ombre, dont les vitres sont remplacées par des toiles métalliques à mailles serrées, donnant libre accès à l'air, mais s'opposant au passage des mouches. La cloison opposée à la fenêtre est en grande partie formée par des toiles métalliques remplissant les mêmes conditions que celles de la fenêtre, pour favoriser par des courants d'air constants la dessiccation de la viande et mettre obstacle au passage des insectes. Le sol est bitumé, avec pentes réglées vers une bouche d'égout siphonée, pour se prêter à des lavages à grande eau.

La cave et le bûcher doivent être pourvus d'escaliers faciles à pratiquer, et accessibles aux voitures des fournisseurs.

Mobilier des magasins d'approvisionnements de la dépense.

Ce mobilier comporte :

Des crochets de boucherie, une table et des billots de boucherie ;

Des chantiers pour les tonneaux et des étagères de cave pour les bouteilles ;

Des mesures de capacité ;

Des seaux et des pelles à charbon ;

Enfin, des étagères diverses avec et sans tiroirs pour les denrées, en tenant compte que les approvisionnements entreposés

seront toujours restreints et proportionnés aux consommations courantes.

Consigne des magasins d'approvisionnements de la dépense.

Voir celle du bureau de la dépense.

Conditions de la cuisine.

Local au rez-de-chaussée, bien éclairé, avec plafond en lanterneau pour l'échappement des buées ; le sol est bitumé ou
cimenté ; les murailles blanchies à la chaux, et un large guichet permet les distributions d'aliments au dehors.

Mobilier de la cuisine.

Ce mobilier comporte :
Un grand fourneau de cuisine, avec deux ou trois grandes
marmites ;
Un foyer pour les casseroles et deux bons fours ;
Deux réchauds à gaz ;
Une batterie et des instruments de cuisine ;
De grandes tables-étagères en tôle forte ;
Un coffre à charbon et une tinette métallique pour les dé-
chets.

Consigne de l'infirmier de la cuisine.

L'infirmier cuisinier doit être un homme expérimenté de la
profession ; il est assisté d'un ou plusieurs aides, dont la tenue
de travail doit toujours être très propre et régulièrement surveillée par lui.

Petit déjeuner. — A 4 heures et demie du matin, on allume
les feux du grand fourneau et on prépare pour le réveil les
quantités de soupes maigres, de lait bouilli, de café noir et
de chocolat portées la veille sur les relevés particuliers de chaque division, ainsi que sur les bons des entrants et des sortants extérieurs à la garnison.

Repas de 10 heures. — Après livraison faite aux infirmiers-
majors des petits déjeuners, le cuisinier s'occupe aussitôt de
la préparation du repas de 10 heures. Il se fait livrer par
la dépense les denrées décomptées sur le relevé général de
la veille, celui du jour même n'étant pas encore établi. Il fait
exécuter à la laverie le nettoyage des légumes et préside au
découpage des viandes, en observant le tarif des allocations.
(Notice 17.) La rôtisserie des viandes est faite au four avec
le plus grand soin, et le cuisinier est tenu de goûter les potages
et les sauces avant de les servir, pour que le degré des assai-
sonnements ne soit pas dû au hasard, mais réglé avec compétence. Les livraisons sont ensuite faites au moment voulu
aux infirmiers-majors, à la sonnerie de la soupe.

Repas de 5 heures. — Le repas du soir comportant toujours une soupe grasse et de la viande bouillie pour les grands régimes, cette viande est mise chaque jour à la marmite à midi et demi, avec les os et les parures des viandes données en rôti ou en ragoût depuis vingt-quatre heures.

La quantité d'eau à mettre dans la marmite est fixée à trois litres par kilogramme de viande. Avant la distribution des bouillons gras, des soupes grasses et des potages gras nécessaires au repas de 5 heures, le cuisinier prélève la quantité de bouillon gras jugée nécessaire au service des grands malades pour le grand déjeuner du lendemain, et le conserve dans un récipient spécial.

Le repas de 5 heures étant préparé, il est livré comme celui de 10 heures aux infirmiers-majors, en se conformant aux relevés particuliers et aux tarifs réglementaires.

Corvées après les repas. — Après chaque repas, tous les ustensiles qui ont servi à la cuisine sont portés à la laverie pour être échaudés et rincés à l'eau froide, tout lavage dans la cuisine même étant interdit.

A la fin de la journée, le mobilier et le sol de la cuisine sont nettoyés à l'aide de serpillières mouillées ; les débris sont portés au dépôt commun des ordures de l'hôpital, et les fenêtres sont fixées ouvertes pour la nuit.

Conditions de la laverie.

La laverie est un local contigu à la cuisine, destiné au nettoyage des légumes et des ustensiles de la cuisine qui ont servi à la préparation des aliments et à leur distribution. Les ustensiles de table ne sortent pas des divisions de malades et sont lavés sur place dans les offices.

Le sol de la laverie doit être bitumé ou cimenté, à pentes réglées vers des caniveaux conduisant à une bouche d'égout siphonée. Le plafond est pourvu d'un lanterneau, ou d'une gaine pour la ventilation des buées, et les murailles sont blanchies à la chaux.

Mobilier de la laverie.

Des égouttoirs et des étagères garnissent les murs.

Dans un coin sont placées des tinettes métalliques portatives, pour recevoir les débris et les eaux grasses utilisables.

Quatre cuves en tôle galvanisée ou en ciment, de 50 litres de capacité chacune, sont fixées aux murailles, à un mètre au-dessus du sol ; elles sont surmontées d'un robinet d'amenée d'eau et sont pourvues d'autre part d'un robinet de départ, afin qu'on puisse les remplir et les vider sur place à volonté. Deux des cuves sont affectées exclusivement au nettoyage des légumes ; les deux autres au lavage des ustensiles. A cet effet, au fond de ces dernières, aboutit un tube abducteur de vapeur, qui est alimenté par un petit générateur spécial, installé dans le fourneau de la cuisine. Cette disposition permet de chauffer à volonté sur place l'eau destinée à échauder les ustensiles, sans qu'il y ait à faire des transports laborieux d'eau chaude ou d'eau froide dans des cuves mobiles, avec lesquelles les projections d'eau sont partout inévitables.

Pour que les légumes et les ustensiles soient bien lavés, sans inondation et sans infection des locaux, il faut que la laverie soit bien organisée et bien outillée.

Consigne de la laverie.

Epluchage des légumes. — Pour éplucher les légumes, l'infirmier se place au-dessus de la tinette aux débris, près d'une cuve à lavage, où il dépose les légumes épluchés à laver.

Lavage des légumes. — Pour laver les légumes, il remplit la cuve d'eau froide, il les agite à l'aide des mains ou d'un bâton, puis vide la cuve, et il répète plusieurs fois le remplissage et la vidange, jusqu'à ce que l'eau reste claire.

Lavage des ustensiles. — Pour laver les ustensiles, remplir d'eau froide la cuve à échauder; ouvrir le robinet de vapeur jusqu'à ce que l'eau y devienne brûlante et fermer alors le robinet de vapeur. Les ustensiles plongés un à un dans l'eau chaude sont nettoyés avec une lavette à manche, puis rincés à l'eau froide dans la cuve voisine ; ils sont enfin placés sur un égouttoir, et ensuite essuyés.

Nettoyage du local. — Après chaque opération de lavage, les cuves sont nettoyées avec soin et vidées. Le sol est lui-même balayé et parfaitement nettoyé avec des serpillières mouillées. A la fin de la journée, la tinette aux débris est transportée pour être vidée sur le dépôt commun des ordures de l'hôpital et les fenêtres de la laverie sont fixées ouvertes pour la nuit.

LOCAUX DU SERVICE DES BAINS

Enumération de ces locaux.

Le service des bains et de l'hydrothérapie comporte :

1° Des cabines de bains pour les officiers ;
2° Une salle de bains pour les sous-officiers et soldats ;
3° Une salle d'hydrothérapie ;
4° Une étuve à bains de vapeur ;
5° Une salle des appareils de chauffage.

Conditions des salles de bains et des cabines.

Les locaux affectés au service des bains sont au rez-de-chaussée ou dans des sous-sols dont les murailles et les plafonds sont vernissés ; le sol est bitumé, avec pentes réglées vers des caniveaux aboutissant tous à une bouche d'égout siphonée, et la ventilation des buées y est assurée avec une gaine Renard et un carreau Castaing.

Des conduites d'eau froide et d'eau chaude sont fixées à un mètre au-dessus du sol, sur les cloisons contre lesquelles sont rangées les baignoires. La place de chaque baignoire est marquée par une paire de robinets, l'un pour l'eau froide, l'autre pour l'eau chaude.

Le local destiné aux bains des officiers est divisé en box fermés par une porte pleine pour chaque baignoire. Si un chauffage central est organisé, les cloisons n'ont que 2 m. 50 de hauteur ; si, au contraire, un appareil de chauffage est placé dans chaque cabine, les cloisons s'élèvent jusqu'au plafond, et, dans tous les cas, leurs surfaces sont vernissées.

Mobilier des salles et cabines de bains.

Ce mobilier comporte :
Des baignoires métalliques et quelques baignoires en bois, ces dernières pour les bains médicamenteux ;
Des panneaux en caillebottis devant chaque baignoire ;
Des sièges et des portemanteaux ;
Une étuve à chauffer les serviettes et les peignoirs ;
Enfin, un appareil pour le chauffage du local.
De plus, dans chaque cabine, il convient d'ajouter un miroir et une table volante.

Consigne de l'infirmier baigneur.

A qui sont délivrés les bains. — Les bains ne sont donnés à des personnes étrangères à l'hôpital que sur la présentation d'un bon visé par le médecin-chef et le gestionnaire de l'hôpital.

Les bains ne sont donnés qu'aux malades de l'hôpital inscrits sur les listes fournies par les infirmiers-majors des divisions.

Les bons et les listes sont conservés par l'infirmier, pour être remis tous les soirs à l'officier gestionnaire.

Préparation du bain. — Avant chaque bain, l'infirmier baigneur doit soigneusement laver l'intérieur de la baignoire avec une brosse de chiendent. Il ouvre ensuite le robinet d'eau chaude, puis celui d'eau froide, de façon à ramener la température du bain à +37° environ. Si le médecin traitant a indiqué une autre température, l'infirmier s'y conforme strictement.

Entrée dans le bain. — Quand la baignoire est remplie aux deux tiers, l'infirmier aide le malade à se déshabiller et à entrer dans le bain. Il se fait aider par les brancardiers, si le malade a été apporté sur un brancard.

Chauffage du linge. — L'infirmier va aussitôt après faire chauffer le linge nécessaire à la sortie du bain.

Sortie du bain. — Quand la durée du bain n'a pas été fixée par le médecin traitant, elle ne doit pas dépasser la demi-heure. A la sortie du bain, l'infirmier enveloppe le malade d'un peignoir bien chaud, il l'aide à s'essuyer et au besoin à s'habiller.

Bain de son, bain alcalin, bain savonneux. — Ces bains se préparent dans les baignoires métalliques, comme les bains simples, mais en jetant dans l'eau ou un kilogramme de son, ou 200 grammes de cristaux de soude, ou 500 grammes de savon blanc.

Bain sulfureux, bain de sublimé. — Ces bains ne doivent se donner que dans les baignoires spéciales en bois, afin de ne pas détruire les baignoires en métal. Ils se préparent en faisant fondre dans un bain simple des substances que délivre la pharmacie pour chacun des bains médicamenteux, sur la présentation de la liste des bains et du bon signé par le médecin traitant.

Conditions de la salle d'hydrothérapie.

La salle d'hydrothérapie est conditionnée comme la salle de bains, quant au sol et aux parois. Elle est subdivisée en trois box par des cloisons de 2 m. 50 de hauteur. Les box des extrémités sont petits et servent de vestiaires ; le box central est le plus grand et sert de salle de douches. Ses parois sont revêtues de carreaux de faïence ; dans l'un des angles est fixé une barre d'appui à 1 m. 20 de hauteur, et du plafond descend une douche verticale en pluie, par une pomme d'arrosoir évasée, commandée par un robinet. Dans l'angle opposé se trouvent un robinet d'eau froide et celui d'eau chaude ; ils amènent tous deux leur eau dans un appareil mélangeur, duquel se détache une lance commandée par un troisième robinet.

Le baigneur, qui a les trois robinets sous la main, est protégé contre les projections d'eau par un tambour en bois, derrière lequel il se tient pour donner les douches à la lance. Une douche ascendante, avec un siège en forme de tabouret évidé sur ses faces latérales, est en outre placé dans un troisième angle de la salle.

Les réservoirs d'eau pour la douche à la lance et en pluie

sont placés au minimum à 10 mètres de hauteur, si on veut que ces douches aient une force de projection efficace. Le réservoir d'eau pour la douche ascendante, au contraire, ne doit être placé qu'à un mètre au-dessus du siège, sinon les douches intestinales deviennent dangereuses et peuvent causer des déchirures mortelles.

La douche verticale en arrosoir, la douche ascendante et la douche en lance, suffisent à tous les besoins de la thérapeutique. Les autres appareils servent si rarement qu'on renonce aujourd'hui à leur installation coûteuse, et on supplée parfaitement à leur absence par les moyens précédents.

Mobilier de la salle d'hydrothérapie.

Le mobilier de la salle d'hydrothérapie ne comporte que les appareils qui viennent d'être sommairement décrits.

Celui des vestiaires se compose d'un lit pour les massages, un siège, une table volante, des portemanteaux et une paire de semelles en bois.

Consigne de l'infirmier doucheur.

Douche en jet. — Le malade s'étant déshabillé dans un des vestiaires, l'infirmier lui garnit les pieds de semelles de bois et le fait placer debout dans le coin de la salle de douches où se trouve la barre d'appui, que l'on doit saisir pour recevoir la douche. L'infirmier se place lui-même derrière le tambour ; il ouvre le robinet d'eau chaude, puis celui d'eau froide, qui commandent le mélangeur, et s'assure avec la main que l'eau est tiède au sortir de la lance.

Il dirige alors le jet d'eau sur les pieds du patient pendant une minute, puis il asperge lentement les jambes, les cuisses et le dos, en réglant avec les robinets du mélangeur la température de l'eau selon le désir du malade. Il invite ensuite celui-ci à lui faire face; il asperge de nouveau les pieds, les jambes, les cuisses, le ventre et la poitrine. Quand il douche les parties supérieures du corps, il prend soin de briser le jet d'eau, en plaçant son index sur l'orifice de la lance, si celui-ci n'est pas percé en arrosoir.

Selon les prescriptions spéciales du médecin, il insistera plus ou moins sur le douchage de certaines parties du corps, mais sans faire durer la séance totale au delà de cinq minutes.

Si pendant la douche le malade se plaint d'avoir trop chaud, il ferme aussitôt le robinet d'eau chaude, et règle son ouverture jusqu'à ce que la température plaise au malade.

La douche froide en jet s'administre avec plus de précautions encore que si elle était chaude ; elle doit surtout être plus courte, et ne jamais dépasser cinq minutes.

Aussitôt après la douche, l'infirmier enveloppe le malade dans un peignoir très chaud ; il frictionne vivement par-dessus le peignoir le tronc et les membres ; avec la main à plat, il applique quelques tapes le long des membres ; enfin le malade est invité à s'habiller vivement pour éviter un refroidissement, et l'infirmier l'aide au besoin.

Douche en pluie et douche ascendante. — La douche en pluie et la douche ascendante ne sont administrées que sur des instructions particulières du médecin traitant, auxquelles l'infirmier se conforme strictement.

Conditions de l'étuve à bains de vapeur.

L'étuve à bains de vapeur est un petit local bien clos, dont le plafond et les murs sont en ciment hydraulique ; le sol, également cimenté, est à pente réglée vers une bouche d'égout siphonée. Des gradins en bois ou en maçonnerie permettent aux baigneurs de s'élever à volonté dans l'étuve, pour augmenter la température du bain. Une douche en pluie commandée par un robinet est installée dans un angle de la pièce ; dans un autre angle aboutit un robinet de vapeur, alimenté par un générateur situé dans la salle des appareils de chauffage.

Mobilier de l'étuve à bains de vapeur.

Ce mobilier se réduit à une sonnette d'appel et à un thermomètre centigrade.

Consigne des bains de vapeur.

La bouche de vapeur est largement ouverte avant le bain, pour échauffer les murailles et pour porter l'atmosphère à +45° à la hauteur du gradin supérieur.

Le malade, introduit dans l'étuve après avoir enlevé tous ses vêtements, est invité à monter progressivement les gradins pendant la durée du bain, qui est de 25 minutes au plus. Avant de sortir du bain, il passe trente secondes sous la douche en pluie, dont le robinet est laissé à sa disposition. A la sortie du bain, l'infirmier enveloppe le patient dans un peignoir, puis dans une couverture de laine, et le fait transporter en brancard jusque dans son lit, où, couché et bien couvert, il continue à transpirer pendant une heure au moins.

Conditions de la salle des appareils de chauffage.

La salle des appareils de chauffage que comporte une installation de bains et d'hydrothérapie doit être à proximité des salle de bains et d'hydrothérapie, au rez-de-chaussée ou dans un sous-sol, mais à l'abri des inondations souterraines; elle est pourvue d'une cheminée élevée et à large diamètre.

Mobilier de la salle des appareils de chauffage des bains.

Ce mobilier comprend : une chaudière horizontale ou verticale d'un type simple, à choisir avec soin, alimentée par un large robinet d'eau. Si la chaudière est à basse pression, son robinet de vidange est placé à un niveau supérieur à tous les robinets des baignoires.

Si la chaudière doit alimenter d'eau chaude une bâche surélevée de 10 à 12 mètres pour la douche en jet, cette alimentation se fait par l'interposition d'une pompe aspirante et foulante, mue par une manivelle, et quand cela est possible par une dynamo. Dans ce dernier cas, la même bâche d'eau chaude peut servir à la distribution de l'eau chaude dans plusieurs autres services de l'hôpital, ce qui est toujours avantageux.

Un petit générateur à vapeur, indépendant de la chaudière, est nécessaire pour le service de l'étuve à vapeur.

Enfin, il faut une armoire pour la réserve du linge blanc, un récipient pour recevoir le linge sale et un magasin à charbon de terre.

Consigne de l'infirmier préposé au chauffage des bains.

Dès 6 heures du matin, l'infirmier préposé aux bains procède au remplissage de la chaudière, puis il allume le feu et l'entretient pendant les heures de bains, en évitant l'ébullition de l'eau.

Il n'ouvre le robinet de vidange de la chaudière que quand son contenu a atteint la température de +50° à +60°, et quand le moment de donner des bains est venu ; il ferme ce robinet dès que tous les bains prescrits ont été distribués.

Pour les douches chaudes en jet, il remplit à l'aide de la pompe la bâche d'eau chaude ; lorsque les douches sont terminées, il a soin d'évacuer complètement l'eau contenue dans la bâche, à moins d'ordres contraires.

Il opère de même pour la bâche des douches ascendantes.

Écritures. — Il tient un carnet-inventaire du matériel réparti dans les divers locaux du service des bains.

Il tient un carnet des livraisons de charbon et de bois d'allumage.

Enfin, le linge sale, porté chaque soir à la buanderie, est inscrit sur un troisième carnet, qu'il suffit de présenter à la lingerie pour en obtenir le remplacement, et pour maintenir à hauteur les quantités qui doivent exister dans l'armoire à linge, pour l'exécution du service courant.

LOCAUX DU SERVICE DE LA BUANDERIE

Enumération de ces locaux.

Les locaux nécessaires au service de la buanderie sont :

1° Un magasin de dépôt et de triage du linge sale ;
2° Une buanderie ;
3° Un lavoir ;
4° Des séchoirs ;
5° Une étuve à désinfection ;
6° Un magasin du linge propre, ou lingerie, Ce dernier local est ordinairement rattaché au bureau du matériel.

Conditions du magasin de dépôt et de triage de la buanderie.

Il n'est pas douteux que le linge sale ne soit dans les hôpitaux une source incessante de contagion et d'infection, car des coutumes administratives néfastes existent dans la plupart des établissements. On a généralement l'habitude de faire des petits dépôts de linge dans les salles de malades ou dans les locaux attenants, pour faire ensuite des triages et des inventaires périodiques de ce linge sur place, et sans aucune précaution, avant de l'envoyer au service de la buanderie. A la buanderie, de nouveaux triages et de nouveaux inventaires sont encore effectués sans plus de précautions.

Des règles techniques importantes s'imposent ici à côté des règles administratives ; il ne faut, dans un hôpital, tolérer aucun dépôt et aucun triage de linge sale au voisinage des salles de malades ; les manutentions qu'il exige ne doivent s'effectuer qu'à la buanderie, dans un local spécial, en les entourant de toutes les précautions usitées dans les services de contagieux.

Ce local doit être assez éclairé pour permettre le triage du linge ; il doit être très ventilé, soit par un plafond en lanterneau, soit par une gaine Renard et des carreaux Castaing. Les murailles et le plafond sont fréquemment blanchis à la chaux ; le sol est bitumé et très uni.

Mobilier du magasin de triage de la buanderie.

Ce mobilier doit être aussi restreint que possible, et comporter : une grande table paraffinée, un siège, un portemanteau, une blouse, un pantalon de toile, un bonnet de coton, une paire de gants de caoutchouc, une cuvette de faïence et deux cuves à immersion de 200 à 300 litres, remplies d'une solution de chlorure de zinc à 1/50. Le chlorure de zinc employé doit être solide ; il ne peut être le chlorure liquide du commerce.

Consigne de l'infirmier préposé au magasin de dépôt et de triage de la buanderie.

Vêtements de travail. — Après l'appel du matin, en arrivant dans la salle de dépôt de la buanderie, l'infirmier endosse des vêtements de travail, qui consistent en un pantalon de toile, une blouse de toile et un bonnet de coton, vêtements qui sont lessivés ou étuvés tous les jours. Chaque fois qu'il va manutentionner du linge sale, il se protège les mains avec des gants de caoutchouc ; lorsqu'il les quitte, il les immerge dans une cuvette de faïence remplie d'une solution de chlorure de zinc à 1/50.

Pour prendre ses repas, il enlève ses vêtements de travail et il se lave chaque fois la figure et les mains, avant de sortir de la salle de dépôt.

Réception du linge à lessiver. — A toute heure de la journée, les infirmiers des divisions apportent du linge sale au dépôt de la buanderie. L'infirmier buandier leur donne récépissé de ce linge après vérification sur un carnet (mod. 52) dont ils sont porteurs, ou sur un bon-inventaire en feuille volante. Il enregistre lui-même le linge reçu sur un livret (mod. 86) ; il le met en paquets et le porte dans le cuvier de la buanderie, pour être lessivé.

Réception du linge à désinfecter. — Le linge apporté dans un sac à désinfection doit toujours être porté immédiatement, après triage et vérification, dans le compartiment spécial de l'étuve à désinfection.

Le linge apporté dans un cylindre métallique à désinfection, tel que le linge à pansements, ne doit jamais être trié avant d'avoir été immergé dans un liquide désinfectant. Le récipient métallique est immédiatement vidé dans les cuves à désinfection du dépôt ; l'une de ces cuves est réservée spécialement pour le linge à pansements. Le cylindre est nettoyé intérieurement avec une serpillière mouillée d'une solution de crésyl et remporté de suite par l'infirmier de la division.

Destination à donner au linge désinfecté par l'immersion. — A la fin de la journée, le linge désinfecté dans les cuves à immersion est retiré des cuves, puis trié, inventorié et enregistré sur le livret (mod. 86). Il est alors noué en paquets et porté dans le cuvier de la buanderie pour être lessivé.

Les bains à immersion sont renouvelés dès qu'ils sont d'aspect trouble.

Propreté du local. — Le mobilier et le sol sont nettoyés chaque soir avec une serpillière mouillée de chlorure de zinc à 1/50.

Les vêtements de travail sont enlevés, noués en un paquet et portés dans la cuve à lessiver.

Les fenêtres sont maintenues ouvertes pendant toute la nuit.

Conditions de la buanderie.

Ce local a des murailles blanchies à la chaux, un plafond en lanterneau pour le départ des buées, un sol bitumé ou cimenté, avec pentes réglées vers des rigoles aboutissant à une bouche d'égout siphonée.

Un foyer supportant une grande chaudière alimentée par un robinet d'eau est installé à côté d'un réduit à charbon.

Mobilier de la buanderie.

Ce mobilier comporte :

Deux grands cuviers à lessive de deux mètres de diamètre, avec trépieds ;

Un petit cuvier d'un mètre de diamètre, avec trépied, pour le linge à pansements ;

Enfin, une poche de buanderie et des cendriers.

Consigne du buandier.

L'opération de coulage est pratiquée dès qu'une cuve est remplie de linge. L'infirmier commence par couvrir la cuve d'une grande toile grossière, sur laquelle il dispose une couche épaisse de cendres de bois mouillées. A défaut de cendres, il fait usage d'une solution de cristaux de soude préparée à l'avance. (Notice 9.) Il arrose alors le contenu de la cuve de quelques poches d'eau froide.

Le lendemain matin, il remplit la chaudière, il allume le foyer et porte l'eau à l'ébullition ; il arrose le contenu du cuvier d'abord avec quelques poches d'eau tiède, puis enfin d'eau chaude. Il soutire ensuite par un robinet l'eau du cuvier et la reporte dans la chaudière pour la réchauffer et la reverser de nouveau dans le cuvier. Il répète cette opération jusqu'à ce que l'eau de lessive qui s'écoule par le robinet du cuvier soit bouillante. Il laisse alors le cuvier plein se refroidir jusqu'au lendemain. Le lendemain, il soutire la lessive et livre le linge aux blanchisseuses, pour le savonnage et le rinçage.

Conditions du lavoir.

Le lavoir est installé dans un local éclairé et blanchi à la chaux. Ce lavoir à eau courante, modèle de Lille, est constitué par une table de ciment de 0 m. 90 de hauteur, qui, dans son grand axe, présente un caniveau demi-cylindrique de 0 m. 20 de diamètre, et, sur les parties latérales, des plans de 0 m. 50 de largeur environ, inclinés vers le caniveau. Le caniveau, à faible pente, a environ 3 mètres de longueur ; il est alimenté dans sa partie supérieure par un robinet à débit moyen, et il se déverse par sa partie inférieure dans une bouche d'égout siphonée.

Le savonnage et le battage du linge s'effectuent sur les plans inclinés qui bordent le caniveau de chaque côté ; le rinçage se fait sous le robinet d'eau, et seulement dans la partie supérieure du caniveau, qui présente à cet effet une petite cloison transversale à déversoir, située à environ un mètre du robinet et destinée à séparer l'eau courante, très propre à son arrivée, de l'eau courante savonneuse.

Le sol du local est bitumé ou cimenté, en pentes accentuées vers le pied du lavoir, qui est le point déclive où se réunissent toutes les eaux de projection, pour être évacuées, avec celles du caniveau supérieur, dans la bouche d'égout siphonée.

Grâce à ces dispositions, on évite des eaux savonneuses croupissantes, on lave le linge dans une eau courante et on le rince dans une eau très propre ; ce modèle de lavoir hygiénique existe d'ailleurs aujourd'hui dans un très grand nombre de casernes, et l'expérience a consacré sa valeur.

Mobilier du lavoir.

Il comprend des sabots, des battoirs, des paniers et des chevalets.

Consigne du lavoir.

Les laveuses chargées du savonnage prennent un à un les paquets de linge, directement dans le cuvier de coulage de la buanderie, et les placent sur des chevalets près du lavoir. Elles étalent chaque pièce de linge sur la table du lavoir et savonnent les taches qu'elles aperçoivent, puis elles complètent le nettoyage par un battage. Après le battage, les pièces de linge sont portées sous le robinet pour le rinçage ; enfin, elles sont tordues pour en exprimer l'eau et transportées dans un panier au séchoir.

Conditions des séchoirs.

Les séchoirs à air libre sont tantôt des terrains à découvert, tantôt des hangars ou des greniers où l'air circule largement.

Pendant la saison d'hiver, le séchage à l'air libre étant très lent, dans beaucoup d'hôpitaux on installe un séchoir-étuve, c'est-à-dire un petite chambre bien close, dont la température peut s'élever à +50° ou +60°, à l'aide d'un appareil de chauffage approprié.

Mobilier des séchoirs.

Les locaux qui servent de séchoir sont garnis de gros fils de fer galvanisés très solidement tendus parallèlement entre eux à 1 m. 50 au-dessus du sol ; il faut en outre des paniers et des pinces en bois pour fixer le linge tendu.

Consigne des séchoirs.

Le travail à exécuter consiste à étendre le linge sur les fils, à le fixer avec des pinces en bois et à surveiller le chauffage des séchoirs-étuves, suivant leur organisation. A mesure que le linge est séché, il est placé dans des paniers et porté à la lingerie.

Conditions de l'étuve à désinfection.

Conformément à la notice 7, le médecin-chef ordonne la désinfection à l'étuve humide sous pression des effets et de la literie contaminée de l'hôpital.

Il fait aussi exécuter, selon les ordres permanents de la place, la désinfection des effets d'habillement et de literie des corps de troupe de la garnison.

Le local affecté à une étuve à désinfection sous pression doit, en conséquence, être situé de façon à pouvoir desservir simultanément l'hôpital et les corps de troupe; c'est-à-dire dans une partie excentrique de l'établissement, avec une porte extérieure spéciale pour les corps de troupe, afin que ceux-ci ne soient pas obligés de transporter à travers l'hôpital des effets contaminés.

Le local doit être éclairé, ventilé à sa partie supérieure par un lanterneau; les murailles sont blanchies à la chaux, le sol est bitumé ou cimenté et sans joints.

L'organisation intérieure varie suivant le modèle d'étuve employé ; mais la partie occupée par le chauffeur est autant que possible protégée par une cloison de deux mètres de hauteur ; une autre cloison isole la partie où se dépose le linge infecté de celle où on le place après la désinfection.

Mobilier de l'étuve à désinfection.

Ce mobilier se compose d'abord de l'étuve à désinfection sous pression du modèle choisi, puis de chevalets pour recevoir le linge et de tables pour le triage et l'examen.

Consigne de l'étuve à désinfection.

Soins de propreté corporelle. — Avant toute manutention, l'infirmier désinfecteur protège ses vêtements habituels à l'aide d'un pantalon de treillis, d'un bourgeron et d'une calotte. Pendant le travail, il s'abstient de boire et de manger ; après le travail et pour les repas, il enlève ses vêtements de travail, il se lave le visage, la barbe, les cheveux, plonge ses mains dans une solution antiseptique et reprend ses vêtements ordinaires.

Division des infirmiers en deux groupes. — Les infirmiers employés au service de l'étuve, sous les ordres de l'infirmier mécanicien, sont divisés en deux groupes ; l'un fait fonctionner l'appareil et y introduit les objets contaminés ; l'autre ne touche pas aux objets à désinfecter, il est chargé uniquement de les retirer de l'étuve quand ils sont désinfectés.

Conduite des appareils. — Le fonctionnement de l'étuve ne doit jamais être confié à un infirmier, même s'il est mécanicien de profession, s'il n'a été exercé préalablement à ce service ; attendu que les tâtonnements pour la mise en marche de ces appareils spéciaux compromettent toujours leur intégrité.

L'infirmier mécanicien chargé de conduire les opérations de désinfection et de faire fonctionner l'appareil doit avant tout se conformer strictement à l'instruction spéciale que le constructeur livre avec chaque appareil.

Pour que la désinfection soit complète, il faut toujours que la température soit portée à +115° pendant vingt minutes, avec une pression de 7 hectogrammes à la soupape.

Outre le thermomètre et le manomètre, les étuves fixes de Geneste-Herscher sont munies d'un appareil enregistreur qui permet de contrôler la conduite, la durée et le nombre des opérations pratiquées en un temps donné. On peut faire environ 10 étuvages par jour.

Chargement des étuves. — Les objets apportés dans des sacs à désinfection, ou dans d'autres enveloppes, sont étuvés dans leur enveloppe même, que l'on prend soin d'ouvrir, pour que la vapeur y pénètre facilement.

Les objets apportés dans des récipients métalliques sont introduits dans l'étuve sans être tassés et par couches régulières, à l'aide de gants de caoutchouc, ou même de gants de coton imbibés d'une solution antiseptique.

La contenance des étuves est évaluée ainsi qu'il suit (notice 7) :

Dans une étuve Geneste-Herscher locomobile :

1° Les vêtements et la literie com- \
    plète d'un malade. . ... } des hôpitaux mili- \
2° 20 couvertures. . ... } taires. \
3° 3 matelas et 3 traversins placés \
    verticalement. . ... /

1° 3 fournitures complètes. . ... } de la compagnie des \
2° 30 couvertures. . ... } lits militaires. \
3° 45 couvre-pieds. . ...)

1° 65 pantalons. . ... \
2° 45 capotes. . ... } du service de l'habille- \
3° 65 tuniques. . ... } ment. \
4° 75 vestes. . ... \
5° 250 flanelles. . ... /

Dans une étuve Geneste-Herscher fixe, ces quantités peuvent être triplées.

Dans une étuve verticale Vaillard et Besson :

1° Une literie complète. ....) des hôpitaux mili- \
2° 12 couvertures. . ... } taires.

1° 2 matelas roulés ensemble. ....) de la compagnie des \
2° 1 literie complète, avec les vête- } lits militaires. \
    ments de l'homme. . ...)

1° 10 couvertures. . ... \
2° 40 couvre-pieds. . ... \
3° 60 pantalons. . ... } du service de l'habille- \
4° 35 capotes. . ... } ment. \
5° 40 tuniques.. . ... \
6° 60 vestes. . ... /

Il faut éviter de secouer les effets et les couvertures en les plaçant dans l'étuve, afin de ne pas disséminer les germes qu'ils renferment.

Les effets de laine sont toujours pliés avec soin, pour être placés dans l'étuve ; sinon, ils se fripent.

Les effets tachés doivent être nettoyés avant d'être étuvés; sinon, les taches s'incrustent dans les tissus et deviennent indélébiles.

Il faut préserver les effets à désinfecter de tout contact avec les parties métalliques de l'appareil, au moyen de vieilles toiles ou de sacs à désinfection ; sinon, ils sont abîmés par la rouille.

Il faut éviter de mouiller les effets par de l'eau de condensation ; sinon, il faut les sécher à la fin de l'opération.

Écritures. — Le passage à l'étuve se fait autant que possible en présence des parties intéressées. Dans le cas contraire, un inventaire des objets est donné contre récépissé au chef mécanicien, excepté quand il s'agit d'objets appartenant à l'hôpital.

Le chef mécanicien tient un carnet des bons de charbon de terre qu'il reçoit. La consommation est en moyenne de 20 kilogrammes pour la mise en train, et de 5 kil. 500 pour chaque opération ultérieure de désinfection.

Le chef mécanicien tient aussi un carnet-inventaire du matériel et de l'outillage qui lui est confié.

Entretien des appareils et des locaux. — Après chaque séance de désinfection, l'étuve est desséchée à l'intérieur, d'abord fermée, puis ouverte ; le foyer est éteint; la chaudière est vidée; les cuivres sont astiqués; tous les organes délicats sont nettoyés et graissés avec soin.

Le mobilier et le sol du local sont nettoyés avec des serpillières mouillées de chlorure de zinc dilué à 1/50.

Les vêtements de travail sont enlevés et placés au fond de l'étuve, pour être désinfectés à la séance suivante.

LOCAUX DU SERVICE DU MATÉRIEL

Enumération de ces locaux.

Le service du matériel comporte :
1° Un bureau de comptabilité ;
2° Une lingerie ;
3° Des magasins ;
4° Des ateliers.

Conditions du bureau de comptabilité du matériel.

Le local affecté à ce bureau doit être au voisinage des magasins du matériel ; il doit être bien éclairé, avec un plafond et des murailles vernissés, un sol couvert d'un parquet en bois ; enfin, la ventilation permanente y est assurée par une gaine Renard et un carreau Castaing.

Mobilier du bureau de comptabilité du matériel.

Ce mobilier n'a rien de spécial ; il se compose de tables-bureaux, de casiers, de sièges, de portemanteaux, d'un crachoir collectif et d'un appareil de chauffage pour l'hiver.

Consigne du bureau du matériel.

Les travaux à exécuter dans le bureau du matériel consistent à enregistrer toutes les opérations relatives à la gestion du matériel hospitalier ; c'est-à-dire à la garde, à la répartition, à l'entretien, aux réparations, aux transformations, aux confections, aux demandes, aux réceptions, aux livraisons, aux expéditions et à tous les mouvements du matériel du service de santé ; enfin, à l'établissement du compte annuel de gestion et de ses pièces justificatives, ou de tout autre compte rendu secondaire concernant le matériel.

Le détail de ces opérations et les règles administratives qui les régissent, sont donnés aux chapitres III et IV, auxquels il convient de se reporter.

Conditions de la lingerie.

Le local destiné à emmagasiner le linge disponible de l'hôpital doit être éclairé et exempt d'humidité, pour éviter les dégâts causés par les moisissures ; le plafond et les murailles sont vernissés, le sol est couvert d'un parquet en bois.

Mobilier de la lingerie.

Ce mobilier comporte de grandes étagères disposées le long des murs ou au milieu de la salle, en laissant alors des passages assez larges entre elles, et un emplacement pour effectuer le pliage sur une grande table.

Consigne de la lingerie.

Propreté du local. — Chaque matin, en arrivant, l'infirmier passe des serpillières mouillées sur le parquet et sur les meubles, de façon à enlever les poussières ; le balayage à sec est absolument interdit.

Réception, examen et pliage des pièces de linge. — Le linge blanchi apporté de la buanderie dans des paniers, ou le linge arrivant des magasins centraux, est examiné pièce par pièce sur la table de pliage. Celui qui exige des réparations est envoyé à l'atelier des couturières ; celui qui est en bon état, mais dont les marques réglementaires sont effacées, est marqué à nouveau; les pièces de linge de même espèce sont ensuite uniformément pliées et superposées avec ordre sur une même étagère, de façon à mettre en évidence les quantités existantes et à permettre un recensement rapide. Une étiquette indique la dénomination des pièces de linge, ainsi que les numéros qu'elles portent dans la nomenclature générale du service de santé, et des chiffres mobiles marquent les unités existantes en magasin.

Des rideaux de toile protègent les piles de linge contre les poussières.

Livraisons. — Le linge de remplacement est livré aux infirmiers de l'hôpital sur la présentation d'un récépissé de la buanderie sur feuille volante ou sur un carnet auxiliaire (mod. 52).

Le linge qui n'est pas délivré à titre de remplacement n'est fourni que sur un bon signé du médecin-chef et du gestionnaire.

Écritures. — L'infirmier garde-magasin de la lingerie tient un carnet-inventaire permanent de magasin (mod. 83).

Il tient également un registre auxiliaire des mouvements intérieurs du linge à pansements (mod. 53).

Il conserve les bons particuliers (mod. 54) auxquels il a donné satisfaction.

Conditions des magasins du matériel.

Au bureau du matériel sont annexés, outre la lingerie, des locaux destinés à recevoir le stock de matériel en réserve pour satisfaire soit au remplacement de celui qui serait mis hors d'usage dans le service courant, soit aux besoins nouveaux qui pourraient se présenter, soit enfin à des ordres de livraison hors de l'hôpital. Ces locaux, logeant un matériel délicat et fragile, sont exempts de poussières ou d'humidité et bien éclairés ; les murailles et les plafonds sont blanchis à la chaux ou vernissés ; le sol est bitumé ou cimenté et sans joints apparents.

Mobilier des magasins du matériel.

Il est semblable à celui de la lingerie ; c'est-à-dire qu'il comporte des étagères placées le long des murs, pour recevoir le matériel, ou disposées au milieu des locaux, en laissant des passages assez larges pour le service, et de grandes tables pour l'exécution des manutentions.

Consigne des magasins du matériel.

Propreté des locaux. — Chaque matin, l'infirmier magasinier passe des serpillières humides sur le mobilier et sur le sol pour enlever les poussières ; le balayage à sec est interdit. Une fois par semaine, il époussette successivement avec un plumeau tous les objets placés sur les étagères.

Réceptions du matériel. — Tout objet qui provient d'un autre établissement du service de santé, ou qui est livré par un fournisseur à la suite d'une réparation ou d'une commande, ou qui est réintégré au magasin pour tout autre motif, est placé sur une table de manutention, pour être soumis à l'examen de la commission permanente de réception, avant d'être rangé sur les étagères et emmagasiné.

Marquage des objets reçus. — Tous les objets reçus par la commission sont aussitôt marqués d'après les indications de la notice 23.

Emmagasinage. — L'infirmier procède ensuite à leur emmagasinage en les rangeant sur les étagères avec ordre et méthode, pour faciliter les recensements. Les unités peu volumineuses sont empaquetées par dizaines et une étiquette à chiffres mobiles met constamment en évidence les quantités existantes, ainsi que les dénominations et les numéros qui leur sont affectés dans la nomenclature générale du service de santé.

Les objets proposés pour la réforme sont réunis dans un magasin spécial.

Les objets à réparer sont déposés dans les ateliers de réparations de l'hôpital, ou envoyés chez les industriels qui sont chargés des réparations, avec un bon de commande signé du gestionnaire.

Manutentions. — L'infirmier magasinier, dans le cours de la journée, exécute les manutentions périodiques qui lui sont prescrites par le gestionnaire.

Livraisons. — L'infirmier magasinier échange tous les objets cassés ou dégradés qui lui sont apportés par les infirmiers de l'hôpital avec un bon de remplacement signé par un infirmier-major. Il ne fait d'autres livraisons que sur un bon signé du médecin-chef ou du gestionnaire.

Ecritures. — L'infirmier garde-magasin inscrit les entrées et les sorties du magasin au fur et à mesure qu'elles se produisent sur un carnet-inventaire (mod. 83). Les objets en verre et en faïence qui sont cassés dans le service sont notés dans la colonne d'observations, ainsi que les objets envoyés en réparation.

Il conserve tous les ordres ou bons qui ont déterminé des mouvements de matériel, et les remet chaque soir au bureau du matériel.

Conditions des ateliers.

Les locaux destinés à servir d'ateliers doivent satisfaire aux conditions spéciales suivantes :

L'atelier du perruquier est un local bien éclairé, chauffé en hiver et situé au voisinage des salles de malades ; les murs et le sol sont imperméabilisés par un vernis d'une part, et la paraffine d'autre part.

L'atelier de couture est une chambre habitable, bien éclairée, voisine de la lingerie, susceptible d'être chauffée en hiver et ventilée en été par une gaine Renard et un carreau Castaing.

L'atelier de réfection des matelas est un hangar couvert, ou un grenier très largement ventilé, éloigné des salles de malades, des magasins et de tout autre service important, en raison des poussières nuisibles qui s'y dégagent.

L'atelier d'emballage est dans un rez-de-chaussée, accessible aux voitures, et assez grand pour servir de magasin de matériaux d'emballage.

L'atelier du menuisier comporte un local assez grand pour emmagasiner les planches et le mobilier en réparation.

L'atelier du serrurier et du ferblantier peuvent être réunis dans un local commun, pourvu d'un foyer et d'une cheminée à manteau, pour les étamages et la forge. La lampisterie est autant que possible dans un local séparé de l'atelier.

L'atelier du peintre ne comporte qu'un magasin de couleurs et vernis propre aux mélanges et aux triturations ; les travaux de peinture se faisant au dehors.

Mobilier des ateliers.

Le mobilier comporte les outils et les ustensiles appropriés au travail qui s'effectue dans chaque atelier.

Toutefois il y a lieu, pour des raisons d'hygiène, de préciser ici le mobilier nécessaire à l'atelier du perruquier. Cet atelier doit être pourvu de portemanteaux, de sièges, d'une table recouverte en zinc ou en étain, d'une glace, d'un lavabo et d'une cuvette pour l'immersion des instruments dans une solution désinfectante.

Consigne générale des ateliers.

Propreté individuelle. — La journée de travail commence à l'appel du matin, et se termine au repas du soir.

En arrivant à l'atelier, l'infirmier revêt des vêtements de travail, consistant en une veste ou un bourgeron et un pantalon de treillis.

A la sonnerie des repas, il quitte les vêtements de travail, il se lave la figure et les mains pour se rendre au réfectoire.

Il est interdit de fumer dans les ateliers et pendant le travail.

Travaux à exécuter. — Les travaux à exécuter dans la journée sont indiqués chaque matin par l'infirmier-major préposé à la surveillance générale des ateliers, conformément aux ordres qu'il reçoit du gestionnaire.

Demande de matériaux et d'outils. — Les matériaux ou les outils qui font défaut pour le travail courant sont signalés à l'infirmier-major; il établit les bons nécessaires pour aller prendre livraison au magasin du matériel.

Propreté des locaux. — A la fin de la journée, les outils sont remis en bon ordre.

Le sol est balayé après arrosage, ou mieux, nettoyé avec des serpillières mouillées toutes les fois que la chose est possible, et les fenêtres sont fixées ouvertes pour la nuit.

Écritures. — Dans chaque atelier, l'infirmier-ouvrier tient un carnet-inventaire du mobilier, de l'outillage et de tous les matériaux reçus. Il tient également au jour le jour un carnet de travail, suivant les modèles 78, 88, 90 et 91, ou tout autre approprié à l'enregistrement du travail particulier de chaque atelier; sur ce livret auxiliaire sont inscrits le nom et la profession des ouvriers employés, la nature des travaux exécutés et les matériaux consommés.

Ces carnets sont visés chaque jour par l'infirmier-major surveillant général, qui les tient lui-même lorsqu'ils ne peuvent l'être pas l'infirmier.

LOCAUX DU SERVICE DE L'AMPHITHÉATRE

Enumération de ces locaux.

Le service de l'amphithéâtre comporte : 1° une salle mortuaire; 2° une salle des nécropsies; 3° une chapelle funéraire.

Conditions de la salle mortuaire.

Cette salle est destinée à recevoir temporairement les corps des décédés, qui ne doivent jamais séjourner dans les salles de malades dès que le décès a été constaté. Autant que possible, le local est abrité du soleil, et les fenêtres orientées au nord ; il est situé dans une partie excentrique de l'hôpital, loin des salles de malades, et on y accède du dehors par une porte spéciale. Le plafond et les murailles sont vernissés, le sol est bitumé ou cimenté et en pente vers un égout siphoné ; la ventilation permanente y est organisée par un lanterneau, ou à l'aide de vitres Castaing et d'une cheminée d'évent.

La salle mortuaire peut être le vestibule de la salle des nécropsies.

Mobilier de la salle mortuaire.

Il consiste en un lit de camp de cinq ou six places au moins, de préférence en ciment; sinon, il est mobile et en métal (fer et zinc), pour se prêter à de fréquentes désinfections.

Consigne de la salle mortuaire.

Propreté individuelle. — L'infirmier préposé au service de l'amphithéâtre a pour vêtements de travail un bourgeron et un pantalon de treillis, qui sont remplacés dès qu'ils sont salis.

A la sonnerie des repas, il quitte les vêtements de travail, il se lave la figure et les mains pour se rendre au réfectoire.

Dépôt des décédés. — La salle mortuaire est interdite aux personnes étrangères au service de l'hôpital.

Sur l'ordre du médecin de garde, les malades qui succombent dans les salles, de jour ou de nuit, sont immédiatement transportés dans la salle mortuaire.

L'infirmier de l'amphithéâtre s'assure que le décédé est porteur de sa plaque d'identité, et il suspend à la muraille, au-dessus de sa tête, une étiquette indiquant la division d'où il provient, et surtout s'il vient de la division des contagieux.

Sur l'ordre du gestionnaire, des décédés étrangers à l'hôpital sont également reçus en dépôt à la salle mortuaire.

Mesures de désinfection. — Matin et soir, les corps des décédés, et le lit de camp où ils reposent, sont, à l'aide d'un pulvérisateur, aspergés largement d'une solution antiseptique, afin d'empêcher l'action des mouches ou d'autres insectes et des rats, qui sont susceptibles de disséminer des germes contagieux.

Toutes les fois que l'infirmier est obligé de toucher au corps d'un décédé, il met des gants de caoutchouc, ou bien il se mouille préalablement les mains dans une solution antiseptique.

Transport des décédés à la chapelle funéraire. — Lorsque, sur l'ordre du gestionnaire, un corps doit être transporté dans la chapelle funéraire, il est enveloppé dans un suaire mouillé d'une solution antiseptique et placé dans une bière remplie de sciure de bois imbibée d'huile lourde de goudron émulsionnée.

Après l'enlèvement de la bière, le lit de camp et le sol sont nettoyés avec soin à l'aide de serpillières mouillées de solutions antiseptiques, et l'opération est en tous cas renouvelée tous les samedis pour entretenir la propreté du local.

Conditions de la salle des nécropsies.

Conditions de la salle des nécropsies. — Ce local est destiné à faire les opérations de nécropsies ordonnées par le commandement ou par le médecin-chef. Il est contigu à la salle des morts, bien éclairé, de préférence par un plafond vitré et un lanterneau pour assurer une large ventilation. A défaut du lanterneau, une gaine Renard et des carreaux Castaing sont indispensables. Les murailles sont vernissées ou blanchies à la chaux; le sol est bitumé ou cimenté sans joints apparents et avec une pente très accentuée vers un caniveau se déversant dans une bouche d'égout siphonée. Un premier robinet d'eau est installé au-dessus d'un évier à bouche siphonée; d'autres robinets commandent des conduites d'eau descendant verticalement au-dessus de chaque table.

Mobilier de la salle des nécropsies.

Ce mobilier comporte :
Deux tables à nécropsies ;
Une armoire ou une étagère pour les instruments;
Des réservoirs à solutions antiseptiques et des cuvettes ;
Un grand tableau noir fixé à la muraille ;
Des portemanteaux ;
Des tabourets en bois ;
Enfin, des conduites en caoutchouc, dont l'une armée d'une lance, pour les lavages par aspersion.

Consigne de la salle des nécropsies.

Avant la nécropsie. — L'infirmier met des vêtements de travail consistant dans un bourgeron et un pantalon de treillis, qui sont remplacés après chaque nécropsie. Il mouille ses mains dans un bain antiseptique et apporte sur l'une des tables le corps du décédé qui lui a été désigné. Il prépare les instruments nécessaires.

Pendant la nécropsie. — L'infirmier assiste le médecin et se tient prêt à exécuter de suite tous les ordres qui lui sont donnés.

Après la nécropsie. — L'infirmier ferme avec des sutures toutes les plaies faites à la peau pour l'examen des organes. Après avoir lavé le corps avec une solution antiseptique, il l'enveloppe d'un suaire mouillé de la même solution, il le place dans une bière remplie de sciure de bois imbibée d'huile lourde émulsionnée, et enfin le transporte dans la salle mortuaire.

Les instruments lavés et graissés sont remis dans les boîtes.
Le sol et le mobilier sont lavés à grande eau, puis aspergés de solution antiseptique à l'aide d'un pulvérisateur. Ce net-

toyage est renouvelé en tous cas tous les samedis, et les fenêtres sont fixées ouvertes nuit et jour.

Ecritures. — L'infirmier de l'amphithéâtre tient un carnet-inventaire (mod. 83) des objets mobiliers existant dans le service.

Il tient en outre un carnet du linge qu'il dépose à la buanderie, et sur la présentation duquel le remplacement du linge est effectué à la lingerie.

Conditions de la chapelle funéraire.

Ce local est destiné à recevoir les décédés après la mise en bière jusqu'à la cérémonie religieuse.

Le plafond et les murailles sont vernissés et sobrement décorés; le sol est cimenté; les fenêtres à carreaux Castaing pour favoriser la ventilation.

Mobilier de la chapelle funéraire.

Ce mobilier se compose de tréteaux et de porteflambeaux en bois noir, d'un drap mortuaire et d'objets de culte divers.

Consigne de la chapelle funéraire.

Exécution du service. — L'infirmier place la bière du décédé sur les tréteaux, sans clouer le couvercle, et la recouvre décemment d'un drap mortuaire, jusqu'au moment où les parents ou amis du défunt se présentent pour le reconnaître. Il enlève alors le drap et le couvercle de la bière pour montrer le visage, et avant de clouer la bière, il demande l'assentiment des parents. Après la fermeture définitive de la bière, il la recouvre du drap mortuaire, jusqu'à la levée du corps pour la cérémonie religieuse.

Après l'enlèvement de la bière, l'infirmier nettoie le sol et le mobilier avec des serpillières mouillées d'une solution antiseptique. Ce nettoyage est en outre renouvelé le samedi de chaque semaine.

Le local est aéré jour et nuit, par l'ouverture des fenêtres, qui ne sont fermées que pendant le temps où les décédés y séjournent.

LOCAUX DU CASERNEMENT DES INFIRMIERS

Enumération de ces locaux.

Le casernement du détachement des infirmiers employés à l'hôpital comprend : 1° des dortoirs; 2° un lavabo; 3° un cabinet d'aisance; 4° un réfectoire; 5° une cuisine; 6° des salles de discipline.

Conditions du dortoir des infirmiers.

Les infirmiers étant en contact incessant avec des sources multiples de contagion, il importe de ne pas favoriser l'extension des contagions de l'un à l'autre, en évitant de les réunir pendant la nuit dans un grand dortoir commun. Il est au moins prudent d'avoir un dortoir spécial pour les infirmiers employés dans la division des contagieux. En principe, il convient de loger les infirmiers dans de petits dortoirs de dix lits au plus, où la ventilation nocturne est largement assurée par des gaines Renard et des vitres Castaing; le cubage y est au minimum de 17 mètres cubes par lit; les murailles et les plafonds sont vernissés, pour être facilement désinfectés par des lavages antiseptiques; enfin le sol est bitumé ou cimenté sans joints apparents, ou en parquets de chêne imperméabilisés par le coaltar ou la paraffine.

Les chambres des sous-officiers sont organisées dans les mêmes conditions que celles des soldats.

Mobilier des dortoirs d'infirmiers.

Ce mobilier est, comme celui de toutes les casernes, fourni : pour la literie, par la compagnie des lits militaires ; pour le reste, par le service du génie militaire. L'emploi du matériel du service de santé y est absolument interdit.

Consigne des dortoirs d'infirmiers.

Au réveil, les hommes chaussés et vêtus de leur pantalon vont faire leur toilette au lavabo; ils y brossent leurs chaussures et leurs effets. Ils font ensuite leur lit, achèvent de se vêtir et vont répondre à l'appel du matin, pour se rendre de là dans le service de l'hôpital auquel ils sont affectés.

Un infirmier chargé spécialement de la tenue du casernement ouvre les fenêtres et procède avec des serpillières mouillées au nettoyage du mobilier et des parquets. Il opère de même dans le lavabo, les cabinets d'aisance et les vestibules. Après le repas du soir, il ferme les fenêtres et allume les lampes, s'il y a lieu.

Le samedi, les lits ne sont faits qu'après le repas du soir; les matelas restent découverts toute la journée; les différentes parties de la fourniture sont pliées au pied du lit. (Voir art. 354, 355 du règlement sur le service intérieur des troupes d'infanterie.)

Conditions du lavabo et des cabinets d'aisance.

Un lavabo bien organisé, avec bouches d'égout siphonées, et des cabinets d'aisance inodores, avec effets d'eau et orifices siphonés, sont installés au voisinage des dortoirs. Ces installations ne doivent pas différer de celles qui sont faites pour les malades. Si, au point de vue hygiénique, elles sont inférieures, la salubrité de l'établissement peut en être compromise.

Mobilier du lavabo et des cabinets d'aisance.

(Voir même chapitre, page 113.)

Consigne du lavabo et des cabinets d'aisance.

(Voir même chapitre, page 113.)

Conditions du réfectoire des infirmiers.

Ce local, destiné uniquement aux repas des infirmiers, est placé au voisinage de la cuisine, dans un rez-de-chaussée situé au centre de tous les services de l'hôpital. Les plafonds et les murs sont blanchis à la chaux, le sol est bitumé ou cimenté; enfin, un office avec laverie est annexé au réfectoire pour nettoyer sur place les ustensiles de table.

Mobilier du réfectoire des infirmiers.

Conformément à la notice 17, le mobilier du réfectoire des infirmiers est fourni par le service de santé et doit être semblable à celui des malades. (Voir réfectoires des malades, page 112.)

Consigne du réfectoire des infirmiers.

Cette consigne est analogue à celle des réfectoires des malades. (Voir page 112.)

Conditions de la cuisine des infirmiers.

En principe, les infirmiers militaires employés dans les hôpitaux font ordinaire dans l'établissement.

L'ordinaire est géré conformément aux dispositions du règlement sur la gestion des ordinaires de la troupe. (Notice 17.)

Il s'ensuit que la cuisine des détachements des infirmiers

dans un hôpital doit être organisée comme dans les autres corps de troupe et comporte des annexes tels qu'un magasin des ordinaires et une laverie.

Les conditions hygiéniques que doivent remplir ces locaux ne diffèrent pas de celles qui sont énoncées pour le service de l'alimentation des malades, et il y a lieu de s'y reporter (page 142).

Mobilier de la cuisine des infirmiers.

Les frais d'installation de la cuisine des infirmiers sont supportés par le service de santé, qui fournit les ustensiles, les tables, les bancs, les torchons, etc., ainsi que l'éclairage.

Consigne de la cuisine des infirmiers.

(Voir le règlement sur le service intérieur des troupes d'infanterie, art. 387 et suivants.)

Conditions des locaux disciplinaires des infirmiers.

Les locaux disciplinaires des infirmiers sont les mêmes que dans un corps de troupe; ils comprennent une salle de police et deux cellules.

Dans chacun de ces locaux, un réduit avec cheminée d'évent et bouche d'égout siphonée est organisé à l'un des angles, pour le logement d'une tinette mobile.

La ventilation permanente y est assurée, d'une part, à l'aide de carreaux Castaing, et, d'autre part, à l'aide de la cheminée d'évent du réduit des tinettes, surtout dans la salle de police, qui est un local destiné à recevoir pendant la nuit des effectifs souvent nombreux.

Le sol est en bitume ou en ciment, avec pente réglée vers la bouche d'égout du réduit, afin d'éviter toute stagnation de liquide et de permettre des lavages par aspersion.

Mobilier des locaux disciplinaires des infirmiers.

Ce mobilier comporte : un lit de camp mobile, une tinette mobile en tôle galvanisée et une cruche d'eau potable.

Consigne des locaux disciplinaires des infirmiers.

(Voir le règlement sur le service intérieur des troupes d'infanterie, art. 356.)

LOCAUX DU SERVICE GÉNÉRAL

Enumération de ces locaux.

Le service général d'un hôpital militaire comporte les locaux à destinations spéciales qui suivent :

1º La salle d'honneur et bibliothèque (lieu de réunion des commissions de réforme) ;

2º Le cabinet du médecin-chef (avec bureau pour ses commis) ;

3º Le bureau de l'officier d'administration gestionnaire et de ses commis ;

4º La chambre du médecin de garde ;

5º La chambre de l'officier d'administration de garde ;

6º La chambre de l'infirmier-major de garde ;

7º La chapelle ;

8º Le logement du concierge ;

9º Le logement de l'officier d'administration gestionnaire ;

10º Le logement d'un médecin aide-major ;

11º Le logement du médecin-chef ;

12º Le logement du pharmacien ;

13º Le logement de l'aumônier ;

14º Les logements des officiers d'administration en sous-ordre.

Conditions générales de ces locaux.

Les conditions que doivent remplir ces locaux, en raison de leur destination, sont banales au point de vue de l'hygiène ; ce sont celles des habitations salubres particulières.

Dans les hôpitaux anciens, ces locaux sont généralement satisfaisants, et leur influence sur la santé des malades ou sur le fonctionneemnt du service intérieur est trop indirecte pour qu'il soit utile de donner ici des indications spéciales à leur sujet, ce qui entraînerait d'ailleurs à beaucoup de redites.

CHAPITRE IV

MATÉRIEL

Composition du matériel des hôpitaux militaires.

Chaque hôpital militaire est doté du matériel nécessaire à son fonctionnement ; la fixation est en rapport avec la classe à laquelle il appartient et son nombre de lits. (Notice 11.)

Il existe officiellement une nomenclature générale du matériel en usage dans le service de santé. Ce matériel est fabriqué d'après des modèles-types, sous le contrôle vigilant des commissions de réception des magasins centraux du service de santé. Les modèles-types sont choisis par le Ministre, après avis du comité technique du service de santé. Ils sont modifiés suivant les progrès de l'industrie, de l'hygiène et de l'art de guérir. Quoi qu'il en soit, il y a un certain nombre de types anciens qui ne satisfont plus aux règles de l'hygiène, mais qui subsistent uniquement parce qu'ils répondent à leur destination administrative (tels que les chaises percées, les seaux inodores, les tables de nuit, etc.), bien que ces objets mobiliers s'infectent rapidement par l'usage et ne soient pas susceptibles d'être facilement nettoyés et stérilisés. Le problème à résoudre est d'ailleurs souvent très compliqué ; il exige des hygiénistes de sérieuses études et des essais coûteux, ce qui explique le statu quo.

Répartition intérieure du matériel.

Le matériel est normalement, presque en entier, réparti dans les divers locaux de l'hôpital, pour les besoins du service courant ; et il est enregistré par les détenteurs, responsables vis-à-vis du gestionnaire, sur des carnets-inventaires permanents (mod. 83).

Quand il existe des établissements secondaires annexés à l'hôpital central de la région, le matériel qu'ils reçoivent est

enregistré sur des livrets auxiliaires (mod. 117) ouverts simultanément à l'hôpital annexe et à l'hôpital central.

Emmagasinage du matériel en supplément.

Le stock du matériel restant disponible pour les remplace-
ments, ou pour satisfaire aux besoins nouveaux qui pourraient se présenter, est mis en réserve dans les magasins généraux de l'hôpital.

Il est enregistré par le garde-magasin sur un carnet-inventaire (mod. 83), où sont notées toutes les mutations, et il est
englobé dans une gestion commune avec le matériel en service
courant.

Matériel de mobilisation.

A côté du matériel nécessaire au fonctionnement courant
de l'hôpital, il existe dans la plupart des établissements hospitaliers du matériel de mobilisation appartenant au service
de santé ou à d'autres services de l'armée. Ce matériel de réserve est entreposé à part dans un magasin spécial, et il
donne lieu à une gestion distincte pour chaque service de l'armée. (Art. 551 à 556.)

Matériel courant du service du génie
et des lits militaires.

Le mobilier du casernement des infirmiers appartient au
service du génie et à l'entreprise des lits militaires.

Il est enregistré sur des carnets-inventaires que fait tenir
le commandant du détachement, détenteur responsable.

Matériel réformé.

Tout le matériel du service de santé mis hors de service, et
proposable pour la réforme annuelle, est entreposé dans un
magasin spécial, très nettement séparé du matériel en bon
état de service. Le matériel à réformer est enregistré sur un
carnet-inventaire (mod. 83) et récapitulé annuellement sur
un état de réforme (mod. 92).

Responsabilités.

La gestion du matériel d'un hôpital militaire est confiée
au gestionnaire. Il est tenu de fournir en garantie de sa gestion un cautionnement (art. 389), et il est pécuniairement

responsable vis-à-vis de l'Etat des différences constatées entre les existants et les écritures, sauf dans les cas prévus par le règlement. (Art. 391, 392, 396, 468.)

Le gestionnaire n'est responsable ni de l'arsenal chirurgical, ni des médicaments, ni du matériel spécial de pharmacie, dont il est tenu des inventaires séparés (mod. 83). Cette responsabilité incombe respectivement au médecin-chef et au pharmacien, détenteurs permanents de ce matériel spécial. (Art. 391 et 392.)

Les infirmiers-majors préposés aux divisions de malades et le personnel préposé aux subdivisions du service administratif, tels que vestiaire des entrants, dépense, cuisine, bains, amphithéâtre, buanderie, matelasserie, menuiserie, serrurerie, peinture, etc., sont responsables envers le gestionnaire de tout le matériel qui leur est confié pour l'exécution du service, et dont ils sont temporairement les détenteurs d'après leur carnet-inventaire. (Art. 393.)

Matériel en réparation.

Le linge et les effets à nettoyer, le mobilier et les objets détériorés par le service, sont réintégrés immédiatement dans les magasins généraux de l'hôpital, où on effectue aussitôt leur remplacement par des objets identiques ou similaires existant en magasins. Le gestionnaire fait blanchir, nettoyer ou réparer ceux qui sont susceptibles de l'être, et présente les autres pour la réforme.

Objets fragiles.

Les ustensiles en faïence, en porcelaine ou en verre, brisés dans les divers services, sont notés chaque jour dans la colonne d'observations des carnets-inventaires des services ; ou bien ils sont portés immédiatement aux magasins généraux de l'hôpital, qui en effectuent aussitôt le remplacement. Dans ce dernier cas, la notification en observation n'est faite que sur le carnet-inventaire des magasins généraux, et non sur celui du service où a eu lieu l'accident, afin de ne pas faire double emploi.

En fin de trimestre, les objets brisés dans tous les services de l'hôpital sont récapitulés sur un procès-verbal général et portés alors en sortie dans la comptabilité-matières.

Matériel incinéré.

Le gestionnaire est dégagé de toute responsabilité par un ordre écrit du médecin-chef (mod. 81), pour le matériel infecté dont l'incinération immédiate a été jugée nécessaire. Ce matériel incinéré sort des comptes en vertu d'un certificat administratif.

Matériel avarié ou perdu.

Le matériel avarié ou perdu par des cas justifiés de force majeure, dans les circonstances prévues au règlement général sur la comptabilité des matières du département de la guerre, est l'objet d'un procès-verbal de perte, concluant soit à la responsabilité du gestionnaire, soit à la mise à la charge de l'État.

Mouvements de matériel motivés par l'exécution du service courant.

Aucune opération d'entrée et de sortie de l'hôpital ne peut être faite sans un ordre spécial, si ce n'est pour l'exécution du service courant de l'hôpital, dans les conditions prévues par le règlement du service de santé.

Les mouvements intérieurs de matériel entre les magasins généraux de l'hôpital et les autres services de l'établissement, ainsi que la délivrance du linge à pansements relavé, ne donnent lieu à aucune opération à charge ou à décharge.

Les mouvements motivés par l'alimentation et le traitement courant des malades sont justifiés journellement par le compte particulier des objets de consommation. (Art. 394.)

Livraisons.

Indépendamment de ces mouvements, le règlement autorise les magasins généraux de l'hôpital à délivrer aux divisions de malades de l'hôpital du matériel et des objets de pansements, sur la production de bons particuliers (mod. 54) signés par les médecins traitants. (Art. 224.)

Ils délivrent en outre gratuitement, à titre de première mise ou de remplacement, aux militaires en traitement dans les hôpitaux, des bandages herniaires, des genouillères, des bas élastiques, des lunettes, des béquilles et d'autres objets de même nature, sur la production de bons nominatifs (mod. 55) signés par les médecins traitants.

Les mêmes objets sont encore délivrés gratuitement aux hommes présents dans les corps de troupe, sur la production de bons nominatifs (mod. 16) visés par les médecins et les majors de ces corps, ainsi qu'aux hommes de troupe isolés, sur la production de bons nominatifs (mod. 16) visés par le médecin chargé de leur visite et le commandant d'armes. (Art. 225.)

Cessions remboursables.

Le règlement du service de santé autorise la cession remboursable de matériel et de médicaments à des parties prenantes étrangères à l'hôpital, sur la présentation d'un bon (mod. 95) signé d'un médecin militaire. Le remboursement a lieu entre les mains du gestionnaire, directement ou par mandat du Trésor ou de la poste, contre un récépissé à souche (mod. 94), et la preuve du remboursement est inscrite sur les factures de livraison.

En fin de trimestre, le gestionnaire récapitule les bons remboursables ou les factures décomptées sur un relevé (mod. 369, nomenclature générale), qui est transmis par le médecin-chef au directeur du service de santé, et celui-ci établit un ordre de versement au Trésor par le gestionnaire des sommes perçues au profit du service de santé.

Régularisation des livraisons et des cessions.

Tous les bons particuliers de livraison ou de cession de matériel sont visés pour exécution par le médecin-chef.

Ils sont en outre récapitulés mensuellement sur un certificat administratif (mod. 371 de la nomenclature générale), pour être portés en sortie dans le compte-matières. Toutefois, les bons de médicaments ne sont récapitulés qu'en fin de trimestre sur le registre de livraison des médicaments (mod. 128) et sur le certificat administratif de sortie mis à l'appui du compte annuel de pharmacie.

Expéditions.

Les expéditions de matériel, à titre gratuit ou onéreux, à des corps de troupe ou à d'autres services de l'armée, par les magasins généraux de l'hôpital, sont ordonnées par le directeur du service de santé, dans les cas prévus par les règlements ou par des instructions ministérielles ; dans tout autre cas, elles sont ordonnées par le Ministre. (Art. 225 et 416.)

Le gestionnaire expédie le matériel par les transports de la guerre, et adresse en même temps des factures roses à talon au destinataire. Le gestionnaire livrancier demeure responsable du matériel en cours de route ; il ne doit le porter en sortie dans le compte-matières, que quand les récépissés sur les factures d'envoi lui sont parvenus.

Il engage, lorsqu'il y a lieu, la responsabilité du transporteur, en se conformant à ce sujet aux prescriptions générales de la comptabilité-matières du département de la guerre.

Versements.

Les versements des magasins centraux d'approvisionnements du service de santé sur les magasins de l'hôpital sont
ordonnés par le Ministre.

Les versements d'un hôpital sur un autre, si ces établissements appartiennent à des corps d'armée différents, sont ordonnés par le Ministre.

Les versements d'un hôpital sur un autre, s'ils appartiennent tous deux au même corps d'armée, peuvent être ordonnés par le directeur du service de santé, qui rend compte
au Ministre. (Art. 416.)

Les entrées et sorties des comptes-matières se font pour les
versements comme pour les expéditions, à l'aide de factures
d'envoi et de récépissés.

Réforme du matériel.

Chaque année, au moment de l'inspection générale du service de santé, le gestionnaire soumet à l'examen du médecin-
chef les effets et objets mobiliers qu'il juge hors de service.
Le médecin-chef fait établir un état de ce matériel (mod. 92)
et y consigne son avis et ses observations.

Le matériel figurant sur cet état est présenté au médecin
inspecteur, délégué par le Ministre, qui prononce définitivement sur l'opportunité de la réforme.

Les objets réformés sont marqués en présence du médecin
inspecteur du timbre de réforme, dont le médecin-chef est
seul détenteur. (Art. 426.)

Destination du matériel réformé.

Les objets réformés sont, autant que possible, utilisés pour
le service de l'établissement aux nettoyages, aux réparations
ou aux confections.

Aussitôt après la réforme annuelle du matériel, le gestionnaire donne un état des propositions d'emploi (mod. 93) qui,
avec l'avis du médecin-chef et l'état de réforme (mod. 92),
sont transmis au directeur du service de santé, lequel statue.

Les objets en argent et en platine sont versés à la pharmacie
centrale du service de santé.

Les effets de culte utilisables sont versés au magasin central
du service de santé sans être dénaturés.

L'hôpital doit prélever chaque année sur les effets réformés
les quantités de linge nécessaires pour confectionner lui-même

le linge à pansements dont il a besoin pour le service d'une année.

Les quantités d'effets réformés qui restent disponibles après ce prélèvement sont versées : au magasin central du service de santé de Paris, pour les 1er, 6e, 7e, 8e, 13e, 18e, 20e corps d'armée, et pour le gouvernement militaire de Paris ; pour tous les autres corps d'armée, au magasin de matériel de Marseille. (Notice 25.)

Le matériel dont l'hôpital ne peut tirer aucun parti est remis aux Domaines, pour être vendu au profit du Trésor (art. 427), ou bien il est incinéré. (Art. 425.) Le médecin-chef adresse au sous-intendant militaire un extrait de l'état d'emploi comprenant les objets à remettre aux Domaines, et fait transporter ces objets au jour et au lieu indiqués par le sous-intendant. (Art. 428, 429, 430.)

Transformation de matières.

La confection d'effets par transformation de matières à l'économie, c'est-à-dire à l'aide de la main-d'œuvre des infirmiers ou des ouvriers de l'établissement, peut, comme celle du linge à pansements, être ordonnée par le directeur du service de santé. (Art. 411 et 428.)

En principe, les transformations de matières en effets confectionnés ne peuvent se faire à l'économie, dans un hôpital, que pour des quantités très restreintes ; la passation d'un marché avec un entrepreneur est ordinairement nécessaire, et elles ne se font que sur un ordre ministériel. (Art. 411.)

Les matières destinées aux transformations sont inscrites sur un livret auxiliaire (mod. 91 *bis*), sans être portées en sortie des comptes généraux.

Lorsque les transformations sont terminées, les effets nouvellement confectionnés sont présentés à la commission de réception ; ceux qui sont acceptés sont pris en charge, sous le numéro de la nomenclature correspondant, à l'aide d'un certificat administratif relatant les transformations, et, en même temps, les matières employées sont portées en sortie dans les écritures. (Art. 413, 414.)

Préparation des médicaments composés.

Pour la préparation des médicaments composés qui se fait par transformation de médicaments simples, le registre des compositions officinales (mod. 129) remplace le livret auxiliaire (mod. 91 *bis*). Les entrées en compte des composés, et les sorties de compte des composants, ne sont effectuées qu'en fin de trimestre, par un certificat administratif récapitulatif. (Art. 415.)

Tenue et entretien du matériel emmagasiné.

Le matériel emmagasiné est rangé sur des étagères avec ordre et méthode, de façon à permettre des recensements rapides. Les unités peu volumineuses sont empaquetées par dizaines, et une étiquette à chiffres mobiles met constamment en évidence les quantités existantes, ainsi que la dénomination et les numéros qui leur sont affectés dans la nomenclature générale du service de santé.

Le linge lessivé et blanchi est emmagasiné dans un local spécial à l'abri de l'humidité et de toute cause de détérioration. (Voir Lingerie.)

Les effets en laine sont entreposés dans des endroits bien éclairés et exempts d'humidité ; ils sont saupoudrés de poivre, de camphre, de pyrèthre ou de naphtol, et manutentionnés à chaque saison, afin d'assurer leur conservation.

Les couvertures sont dépliées sur toute leur étendue et superposées en piles régulières ; la pile, saupoudrée avec soin, est ensuite protégée par des toiles ou du papier goudronné. Des fumigations sulfureuses ou au sulfure de carbone, et l'étuvage, sont des opérations recommandées pour défendre les lainages, dans les cas où la destruction radicale des insectes n'a pu être obtenue autrement. (Art. 404.)

Les objets en fer ou en acier sont graissés à la vaseline, ainsi que tous les ustensiles susceptibles de se rouiller.

Les objets en cuivre, en zinc, étamés, galvanisés ou nickelés ne doivent être ni graissés ni astiqués; leur conservation est compromise surtout par cette dernière opération.

Les meubles sont nettoyés et désinfectés à fond à l'aide de solutions au chlorure de zinc, puis réparés, cirés ou vernis selon le cas.

Les appareils et objets de pansements sont conservés à l'abri des poussières par des toiles ou du papier goudronné, ou mieux encore, dans des boîtes et des coffres bien clos. Les objets de pansements dont les enveloppes de papier sont déchirées sont séparés de ceux qui ont leur enveloppe intacte, et mis en service le plus tôt possible. Ce matériel, étant très délicat, a besoin de soins très attentifs.

Les objets en caoutchouc sont simplement manipulés tous les trois mois dans l'eau chaude, pour entretenir leur souplesse.

Les sondes ou bougies en caoutchouc rouge ou en gomme sont allongées sur des planchettes polies, parallèlement l'une à l'autre, sans se toucher et sans être saupoudrées de talc ; un papier goudronné ou une toile les recouvre pour les protéger contre les poussières.

Les instruments de chirurgie qui ne sont pas nickelés sont légèrement graissés à la vaseline une fois par an, sans enlever les enduits adhérents résultant des graissages antérieurs. Les instruments nickelés qui se tachent de rouille peuvent aussi être graissés, mais il est préférable de les envoyer en réparation, pour les faire nickeler à nouveau. Les tranchants et les pointes des instruments sont particulièrement ménagés dans les manutentions, et s'ils sont émoussés, il faut les envoyer au repassage et au polissage ; puis, à la rentrée des magasins, il faut les graisser avec soin, en sorte qu'ils soient toujours prêts à la mise en service. Lorsque la réparation d'un instrument de chirurgie ne peut se faire dans la garnison, une demande motivée de réparation est adressée au Ministre, qui assigne le magasin du service de santé sur lequel il y a lieu d'expédier ledit objet ; l'expédition est faite avec une facture et une note indicatrice des réparations à effectuer. (Art. 408.)

Poids et mesures.

Les poids et mesures légaux sont contrôlés par les vérificateurs des poids et mesures, lors de leur tournée annuelle, ou accidentellement, lorsqu'ils en sont requis par le préfet ou le sous-préfet ; ils contrôlent aussi les balances qui existent dans l'hôpital, et procèdent sans frais à ces vérifications.

Les balances de précision et les instruments de chimie en verre gradués ne sont pas soumis à ces vérifications.

Pour faciliter les distributions aux malades, indépendamment des poids et mesures légaux ,il existe dans chaque hôpital militaire un jeu de poids et un jeu de mesures, correspondant aux diverses allocations alimentaires et n'ayant sous le rapport de la forme aucune analogie avec les poids et mesures légaux. (Notice 24.) Ces ustensiles de distribution ne sont pas soumis au contrôle des vérificateurs des poids et mesures, mais il appartient au médecin-chef de les vérifier toutes les fois qu'il le juge opportun.

Des procès-verbaux rapportés par le médecin-chef et approuvés par le directeur du service de santé constatent les résultats de ces vérifications, et lorsque des contraventions ou des délits sont constatés, le Ministre est saisi. (Art. 409.)

Bibliothèque.

Tous les ouvrages de l'hôpital, à l'exception des théories, manuels, nomenclatures et, en général, des documents nécessaires au travail des bureaux, sont classés dans une bibliothèque et ils font partie du matériel de l'hôpital.

Catalogue méthodique.

Il est tenu un catalogue méthodique des ouvrages de la bibliothèque (mod. 98). Dans les bibliothèques importantes, il est en outre tenu des fiches par nom d'auteur, qui sont classées par ordre alphabétique dans un casier. Chaque fiche relate les indications utiles pour retrouver l'ouvrage sur le catalogue méthodique ou sur les rayons de la bibliothèque. (Art. 447, 448.)

Ouvrages prêtés.

Les officiers du corps de santé de la garnison ont droit au prêt des livres de la bibliothèque de l'hôpital. Cette mesure s'étend aux officiers du corps de santé de la région du corps d'armée, lorsque la bibliothèque de l'hôpital est régionale. Le médecin-chef tient un carnet des ouvrages prêtés à tout ce personnel (mod. 99).

Le gestionnaire tient un carnet identique pour les ouvrages prêtés aux malades. (Art. 449.)

Alimentation et entretien de la bibliothèque.

La bibliothèque est alimentée :

1° Par les ouvrages ou les publications périodiques expédiés par les ordres du Ministre ;

2° Par des dons, par des versements d'autres bibliothèques, et par des achats directs autorisés par le Ministre, sur la demande du médecin-chef.

Dès que les ouvrages sont reçus à l'hôpital, ils sont recouverts d'une demi-reliure. (Art. 445.) (Dép. minist. du 15 novembre 1892 et du 16 mai 1900.)

Un livre-journal de bibliothèque (mod. 97) reçoit l'inscription des ouvrages qui entrent dans l'établissement et de ceux qui en sortent d'une manière définitive. Ces inscriptions sont en outre reportées sur le compte-matières général. (Art. 446 et 450.)

Ecritures intérieures de la comptabilité en matières.

La comptabilité en matières comprend des enregistrements et des comptes rendus. Les enregistrements se font au bureau du matériel sur les registres, carnets ou livrets énumérés ci-dessous :

1° Les registres-journaux d'entrée et de sortie ;

2° Le compte annuel de gestion, réunissant les entrées et les sorties des matières;

3° Le registre d'inventaire général du matériel (22 juin 1899, *B. O.*, P. R., p. 446) ;

4° Le registre du matériel prêté ;

5° Le registre des récépissés comptables ;

6° Le carnet des récépissés provisoires ;

7° Le catalogue des ordres particuliers et généraux du Ministre relatifs aux fixations de la réserve de guerre ;

8° Le carnet des fixations de la réserve de guerre ;

9° Le carnet des unités collectives incomplètes ;

10° Le registre des matériaux d'emballage ;

11° Les carnets-inventaires permanents des objets mibiliers en service (mod. 83) ;

12° Le livret auxiliaire des mouvements de matériel entre l'hôpital central et ses annexes (mod. 117) ;

13° Les livrets auxiliaires des confections, transformations, démolitions et réparations (mod. 91 *bis*) ;

14° Le carnet des livraisons aux corps de troupe et autres parties prenantes (mod. 117 *bis*) ;

15° Le carnet auxiliaire des visites et manutentions des approvisionnements de mobilisation du service de santé (mod. 146 *bis*).

C'est à l'aide de ces enregistrements que s'établissent tous les documents relatifs au matériel du service de santé à adresser hiérarchiquement au directeur du service de santé et au Ministre de la guerre, qui sont indiqués au chapitre VII; en particulier le compte annuel de gestion en matières, dont l'objet, la forme et la tenue sont déterminés par le règlement sur la comptabilité-matières du département de la guerre. (Notice 10.)

Vérifications des enregistrements.

Ces registres sont soumis au visa du médecin-chef, qui a le devoir de vérifier la régularité des inscriptions et leur exactitude :

1º Périodiquement, après chaque arrêté mensuel, trimestriel ou annuel ;

2º Accidentellement, à l'occasion de chaque inventaire et de chaque vérification de caisse ou d'écritures. (Notice 10.)

Recensements.

Le compte annuel de gestion du matériel, où sont enregistrés l'inventaire du matériel existant à l'hôpital au 1ᵉʳ janvier, et jour par jour, toutes les opérations d'entrée et de sortie de ce matériel effectuées dans le cours de l'année, donne en permanence la situation du matériel existant à l'hôpital. Le médecin-chef, assisté du gestionnaire, est dans l'obligation de vérifier cette situation, pour chaque numéro de la nomenclature, au moins une fois dans le cours de chaque année, au moyen d'opérations de recensements.

Renseigné par le registre-inventaire général et par le carnet (mod. 83) sur la répartition du matériel dans l'hôpital, il sait, pour chaque numéro de nomenclature, dans quels locaux il doit aller opérer les recensements. Il commence la vérification pour chaque numéro, en visant *ne varietur* les totaux du journal des entrées et des sorties, du compte de gestion, ainsi que des carnets-inventaires des divers détenteurs. Il constate sur place, par le dénombrement dans chaque service, que les chiffres des existants sont conformes aux écritures des carnets-inventaires. Il n'a plus alors qu'à totaliser les chiffres des existants de ces divers carnets auxiliaires sur le registre de l'inventaire général, et à constater que ce dernier total est identique à celui qui est porté au numéro correspondant du compte-matières.

En tête du compte-matières de l'année courante, à la date de chaque opération de recensement ainsi faite, il certifie en toutes lettres, pour chaque numéro recensé de la nomenclature, que le chiffre total des existants à l'hôpital est conforme à celui des écritures du compte-matières.

Déficit de matériel.

Lorsqu'à la suite d'un recensement, il a été constaté qu'il y a un déficit dans les existants, pour un numéro quelconque de la nomenclature, il est établi dans les vingt-quatre heures un procès-verbal de déficit, rapporté par le médecin-chef, et concluant à la responsabilité du détenteur ou du gestionnaire.

Si les objets en déficit sont ultérieurement retrouvés, le fait est constaté par un nouveau procès-verbal du médecin-chef. (Art. 397.)

Excédent de matériel.

Lorsqu'à la suite d'un recensement, il a été constaté qu'il y a un excédent dans les existants pour un numéro quelconque de la nomenclature, le médecin-chef fait établir dans les vingt-quatre heures un certificat administratif en vertu duquel l'excédent est porté en entrée dans le compte-matières.

Documents à fournir par les gérants d'annexe.

Le matériel réparti dans les établissements annexes est compris dans le compte annuel de gestion en matières de l'hôpital militaire du chef-lieu régional. Il en est de même de l'arsenal chirurgical et de la bibliothèque des hôpitaux militarisés de la région, qui, sous ce rapport, peuvent être envisagés comme des établissements annexes de l'hôpital militaire du chef-lieu.

Le matériel de ces annexes donne lieu à la centralisation par le gestionnaire de l'hôpital principal des documents suivants :

Eventuellement :

1° Les factures du matériel reçu ou expédié, aussitôt après avoir inscrit en entrée ou en sortie les objets facturés sur le livret auxiliaire des mouvements de matériel entre l'hôpital central et les annexes (mod. 117) ; ou, pour les hôpitaux militarisés, sur le carnet-inventaire de l'arsenal chirurgical et de la bibliothèque (mod. 83).

Annuellement :

2° Le livret auxiliaire des mouvements de matériel entre l'hôpital central et les annexes, arrêté au 31 décembre (mod. 117) ;

3° Le carnet-inventaire de l'arsenal chirurgical et de la bibliothèque, arrêté au 31 décembre pour les hôpitaux militarisés (mod. 83).

CHAPITRE V

APPROVISIONNEMENTS

___

Catégories diverses d'approvisionnements.

L'exécution du service courant dans un hôpital nécessite divers approvisionnements, qu'on peut diviser en trois catégories, en raison des comptabilités spéciales en usage pour chacune d'elles :

1º Les approvisionnements de médicaments, de réactifs et d'accessoires de pharmacie se font pour six mois ; les mouvements qu'ils subissent font l'objet d'une comptabilité spéciale tenue par le pharmacien, conformément au règlement du service de santé. (Voir chapitre II, Pharmacien, page 55).

2º Les approvisionnements de matériel administratif se font également pour six mois ; les mouvements qu'ils subissent font l'objet de la comptabilité-matières, tenue par le gestionnaire conformément aux règles du département de la guerre. (Voir chapitre IV, Matériel, page 180.)

3º Les approvisionnements de denrées alimentaires, de liquides, de combustibles, d'objets de pansements, de fournitures de bureau, et de tout objet de consommation courante se font au jour le jour, suivant les besoins du moment ; les mouvements multiples d'entrée et de sortie sont justifiés dans un compte spécial des objets de consommation, tenu par le gestionnaire, conformément au règlement du service de santé. (Art. 373.)

Demandes de médicaments.

Il est pourvu aux approvisionnements de pharmacie par des demandes (mod. 79) établies par le pharmacien, en trois expéditions, le 20 janvier et le 20 juillet, en tenant compte des quantités nécessaires non seulement pour le service intérieur de l'hôpital pendant six mois, mais aussi pour le service extérieur des infirmeries régimentaires et vétérinaires, que doit fournir l'hôpital tous les trois mois. (Art. 377.)

Les prévisions sont toujours basées sur les quantités sorties pendant le semestre correspondant de l'année précédente.

Les demandes de pharmacie approuvées par le médecin-chef sont transmises au Ministre par le directeur du service de santé.

Demandes de matériel administratif.

Il est pourvu aux approvisionnements de matériel administratif par des demandes (mod. 79) établies par le gestionnaire en trois expéditions, le 1er janvier et le 1er juillet, en tenant compte des quantités nécessaires non seulement pour le service intérieur de l'hôpital pendant six mois, mais aussi pour le service extérieur des infirmeries régimentaires et vétérinaires que doit fournir l'hôpital tous les trois mois.

Les demandes, approuvées ou modifiées par le médecin-chef, sont transmises au Ministre par le directeur du service de santé. (Art. 376.)

Demandes d'imprimés.

Les imprimés de la nomenclature générale du département de la guerre et de la nomenclature particulière du service de santé sont l'objet de demandes (mod. 79) analogues aux précédentes, établies en deux expéditions par le gestionnaire, le 10 mars et le 10 septembre. Après avoir été visées par le médecin-chef et le directeur du service de santé, elles sont transmises au directeur de l'intendance du corps d'armée. (Art. 376.)

Demandes supplémentaires.

Si, dans l'intervalle d'un semestre à l'autre, il se manifeste des besoins imprévus dans les approvisionnements précédents, le pharmacien et le gestionnaire adressent dans les mêmes formes et par les mêmes voies des demandes supplémentaires motivées.

Demandes hors nomenclature.

Il est interdit, sur les demandes semestrielles ou supplémentaires, de porter des médicaments ou du matériel qui ne sont pas dans la nomenclature du service de santé. Les demandes hors nomenclature doivent être faites en trois expéditions spéciales (mod. 79) et transmises au Ministre avec un rapport indiquant l'évaluation de la dépense d'achat et les motifs nécessitant ces demandes. (Art. 378.)

Le médecin-chef peut, sur la demande justifiée d'un médecin traitant, ordonner par écrit l'achat sur place d'un médicament ou d'un objet de pansement hors nomenclature, mais
en se limitant aux besoins immédiats ; et il doit en rendre
compte au directeur du service de santé.

Comment il est donné suite aux demandes.

Une expédition de chaque demande d'approvisionnement,
avec ou sans modifications, revêtue du visa ministériel, revient au médecin-chef pour ordre d'exécution.

Les expéditions à recevoir des magasins centraux, les versements à recevoir des autres hôpitaux, et les achats autorisés
sur place y sont indiqués pour chaque objet.

Comment il est pourvu à la fourniture des objets de consommation.

Les objets de consommation courante ne devant pas, en
principe, former des approvisionnements, mais être achetés
au jour le jour, suivant les besoins du moment, il est pourvu
à leur fourniture par des marchés, soit par adjudication publique, soit de gré à gré, soit par des achats sur place sans
marché. (Art. 379.)

Achats par marché.

Le médecin-chef procède à la passation des adjudications
et des marchés de gré à gré, avec le concours du gestionnaire,
en se conformant au cahier des charges du service de santé
et aux instructions spéciales en vigueur. (Art. 382.) (Décret
du 18 novembre 1872, et instr. minist. du 31 décembre 1889.)

Tout achat dépassant 1.500 francs comporte un marché enregistré.

Achats sans marché.

Les achats sans marché se distinguent en achats sur facture
et en achats de peu d'importance payés au comptant. Ces
derniers s'appliquent particulièrement à de menus objets et
à quelques denrées alimentaires qui n'ont pas trouvé d'adjudicataires ; ils sont inscrits sur un carnet (mod. 80) et sont contrôlés au moyen des mercuriales. (Art. 383.)

Bons de commandes.

Les soumissionnaires de marchés reçoivent, suivant les besoins du service, des bons de commandes du gestionnaire, indiquant la date des livraisons à faire à l'hôpital.

Commission de réception.

Tout matériel, objet ou denrée, livrés, transformés ou acquis par l'hôpital, sont soumis à l'examen d'une commission de réception constituée en permanence ainsi qu'il suit :

Le médecin-chef (ou son délégué), président ;
Le pharmacien (ou son délégué), membre ;
L'officier d'administration gestionnaire, membre.

Cette commission compare, déguste, expertise la qualité des livraisons et leur conformité aux modèles-types ; elle vérifie l'entier accomplissement du cahier des charges, et statue sur l'acceptation ou le rejet partiel ou total des fournitures.

Ses décisions sont inscrites sous forme de procès-verbal sur un registre (mod. 84 ou 85) indiquant avec exactitude les quantités livrées, admises et rejetées. (Art. 398, 399, 400.)

Prise en charge par le gestionnaire.

D'après les indications portées au registre de réception, le gestionnaire procède à la prise en charge du matériel, des objets ou des denrées expédiés, livrés, transformés ou acquis, soit sur le compte des matières, s'il s'agit d'un matériel administratif approvisionné, soit sur le livret mensuel des denrées et objets de consommation. Il devient alors responsable des poids ou des quantités et de la conservation. (Art. 401.)

Marques à apposer sur les objets reçus.

Immédiatement après leur réception, les objets doivent, quand ils s'y prêtent par leur nature, être marqués en présence de la commission de réception de la marque HM, et, au-dessous, de la lettre initiale de la place dans laquelle est situé l'établissement où a eu lieu la réception. En ce qui concerne les effets de linge et de laine, il y est procédé conformément à la notice 23.

Remplacement des fournitures rejetées.

En cas de rejet des livraisons, le fournisseur est tenu par le cahier des charges à faire le remplacement dans des délais déterminés et immédiatement pour les objets de consommation journalière ; sinon, il est fait à ses risques et périls près d'autres fournisseurs, à la diligence du gestionnaire.

Lorsqu'il s'agit de versements effectués par un autre établissement du service de santé, la commission de réception constate les conditions du matériel pris en charge ; si elles sont défectueuses et le rendent impropre à sa destination, il est établi par le médecin-chef un procès-verbal avec conclusions, qui est soumis au Ministre par le directeur du service de santé. (Art. 403.)

Ecritures de la comptabilité des consommations.

Les écritures relatives à la comptabilité des consommations journalières se fait au bureau de la dépense par les enregistrements sur :

1º Le carnet des achats sans marché (mod. 80) ;
2º Le carnet à souche des bons de commande (mod. 109);
3º Le registre de réception des denrées (mod. 85) ;
4º Le livret mensuel des entrées et sorties des denrées de consommation (mod. 116).

Vérification du livret mensuel.

En fin de mois, le médecin-chef, à l'aide du carnet des achats sans marché, du carnet à souche des livraisons des fournisseurs, du registre de réception des denrées, des bons et des factures de livraison à la pharmacie et à la chirurgie, vérifie les entrées. De même, à l'aide des registres des prescriptions médicamenteuses (mod. 131), des relevés généraux quotidiens des aliments, du registre de l'effectif des officiers de garde, des infirmiers et des sœurs nourries à la dépense, des carnets de blanchissage et des divers autres ateliers, il vérifie les sorties. Après quoi, il arrête le livret mensuel en le visant et l'adresse au directeur du service de santé.

Après les vérifications du directeur, le livret mensuel est renvoyé aux archives du gestionnaire, pour servir à l'établissement des comptes trimestriels et annuels en consommation, destinés à l'administration centrale des hôpitaux.

(Voir chapitre VII, page 202.)

Documents à fournir par les gérants d'annexe.

Les comptabilités d'un hôpital militaire devant comprendre en bloc toutes les opérations de ses établissements annexes, les gérants d'annexes fournissent au sujet des approvisionnements les documents suivants, qui sont centralisés au registre-journal et au livret mensuel des entrées et des sorties des denrées et objets de consommation. (Notice 10.)

Mensuellement :

1° Un bordereau (mod. 109 *ter*) contenant les états de paiement émargés, les factures d'achats sur place et toute autre pièce de dépense imputable à l'exécution du service courant (art. 470) ;

2° Les factures des fournisseurs donnant lieu à ordonnancement direct ;

3° La facture des denrées livrées à la pharmacie ;

4° La facture des objets de pansement livrés au médecin-chef ;

5° Le livret des entrées et sorties des denrées et objets de consommation, appuyé des relevés particuliers et généraux alimentaires et des bons d'aliments.

Trimestriellement :

1° Le registre d'effectif des officiers de garde, des infirmiers nourris à la dépense, et des sœurs hospitalières ;

2° Le compte trimestriel en consommation de l'annexe (mod. 122).

Semestriellement :

1° Un état de demande de pharmacie (mod. 79) ;
2° Un état de demande de matériel administratif (mod. 79).
3° Un état de demande des imprimés (mod. 79).

Annuellement :

Le compte annuel en consommations de l'annexe (mod. 124).

CHAPITRE VI

FONDS

Natures très diverses des dépenses de l'hôpital.

Les dépenses occasionnées par le fonctionnement d'un hôpital militaire résultent : les unes du personnel; les autres des bâtiments ; d'autres du matériel ; d'autres, enfin, des approvisionnements ou des consommations courantes; et ces dépenses étant de nature très diverses, sont acquittées par des voies différentes.

Dépenses acquittées par les services de l'intendance.

Les prestations en deniers ou en nature, afférentes au personnel militaire employé dans l'hôpital, sont acquittées par les services de l'intendance du corps d'armée, sous la condition des justifications produites, pour les officiers, par le médecin-chef, et pour la troupe, par le commandant de la section des infirmiers qui fournit le détachement de l'hôpital.

Prestations des officiers.

Pour l'ordonnancement mensuel de la solde des officiers et la perception des fourrages, le 25 de chaque mois, le médecin chef adresse au service de l'intendance (bureau de la solde) un état nominatif des officiers avec leurs mutations pendant le mois (mod. 74, N. G.). Il y joint un état des chevaux possédés régulièrement par ces officiers et les mutations de ces chevaux (mod. 14, N. G.).

Le médecin-chef reçoit le dernier jour du mois les mandats individuels de solde, et il en donne récépissé sur le bordereau d'envoi. La solde est touchée à la trésorerie générale, sur présentation du livret de solde de chaque officier et de son mandat acquitté. Ce livret de solde sert à l'inscription de toutes les sommes touchées dans l'année par l'officier, et il est re-

nouvelé à la fin de l'année par le sous-intendant militaire,
qui, en cas de perte, peut délivrer un duplicata. Une retenue
mensuelle de 15 francs est faite sur le mandat de solde pour
chaque cheval que possède l'officier au titre de l'abonnement.

Le 25 mai et le 25 novembre, le gestionnaire soumet au visa
de l'intendant un certificat de vie (mod. 91, N. G.) pour chaque officier jouissant d'un traitement de la Légion d'honneur.
Ce traitement est touché à la trésorerie générale, sur présentation du certificat de vie et du titre de rente viagère que possède l'officier.

Les titres de permission et de congé accordés aux officiers
sont soumis dans les vingt-quatre heures de la rentrée au sous-
intendant militaire (bureau de la solde). Il en est de même
des feuilles de route, des lettres d'avis, des lettres de service
et de tous les documents établissant la position de l'officier,
ou de nature à justifier des droits à l'ordonnancement d'indemnités prévues par les règlements militaires. Ces indemnités figurent sur le mandat mensuel de la solde, ou sont l'objet
de mandats spéciaux.

La feuille de route nécessaire à un officier de l'hôpital, faisant mutation par lettre de service, est délivrée par l'intendance (bureau des passages), sur la production d'une demande
de feuille de route, établie par le médecin-chef et appuyée
d'une copie conforme de la lettre de service.

Prêt de la troupe.

La solde et les accessoires payables aux infirmiers sont per-
çus d'avance et par quinzaine, au Trésor public, sur la production d'un état de solde (établissant approximativement les
droits collectifs de la section pour la quinzaine) et d'un livret
de solde. A l'aide de cette avance de fonds, le commandant de
la section verse au commandant du détachement de l'hôpital
le prêt échu de ses hommes, sur la production d'une feuille
de présence (décomptant pour la quinzaine écoulée le nombre
de journées de présence par grade), à laquelle sont annexées
toutes les pièces justificatives des mutations (ordres de route,
billets d'hôpital, ordres de mise en subsistance). Si les avances
de la section font défaut, le commandant du détachement est
autorisé à solder le prêt et les accessoires sur les fonds d'a-
vance du service de santé qui sont dans la caisse de l'hôpital ;
le remboursement de cette caisse se fait comme ci-dessus, aussitôt après le décompte de quinzaine.

Dépenses acquittées par le directeur du service de santé.

Les médecins requis et les aumôniers succursalistes sont payés mensuellement, par mandats directs du directeur du service de santé, sur la production en double expédition d'une déclaration mensuelle établissant que le service militaire dont ils sont chargés a été accompli dans les conditions prescrites par la lettre de service ou par les règlements. (Notice 2.)

Les fournitures faites à l'hôpital en exécution d'un marché par convention écrite, soit pour la constitution d'approvisionnements de matériel, soit pour les consommations courantes, sont acquittées par mandats directs, ordonnancés par le directeur du service de santé. (Art. 463, 464.) Ces fournitures donnent lieu à l'établissement d'une facture double à talon, signée du fournisseur, du gestionnaire et du médecin-chef; ces derniers certifiant la prise en charge et l'exécution du service. Le talon est mis à l'appui du compte de gestion, et le duplicata est adressé trimestriellement au directeur du service de santé, afin qu'il soit annexé au mandat qu'il ordonnance sur le Trésor public, pour acquitter directement la créance du fournisseur. (Art. 465, 466.)

Le directeur du service de santé mandate encore des fonds d'avance au gestionnaire de l'hôpital, pour acquitter les dépenses indiquées ci-dessous.

Dépenses acquittées par le gestionnaire.

Toute fourniture faite à l'hôpital sans marché donne lieu mensuellement à l'établissement en deux expéditions d'une facture ou d'un bordereau récapitulatif à talon pour les menus achats. Ces pièces sont signées du gestionnaire et du médecin-chef pour affirmer leur authenticité. L'une des expéditions est mise à l'appui du compte trimestriel des objets de consommation ; l'autre, du compte trimestriel des fonds d'avance dont dispose le gestionnaire pour acquitter ces dépenses. (Art. 465, 466.)

Le gestionnaire acquitte ces achats au jour le jour et mensuellement les dépenses suivantes :

1° Les primes de travail accordées aux militaires, les salaires des employés et ouvriers civils de l'hôpital, en les justifiant sur un bordereau (mod. 106) extrait du registre-contrôle (mod. 107) ;

2° Les frais occasionnés par les avis télégraphiques, en les justifiant mensuellement par un bordereau (mod. 107 *bis*) ;

3° Les frais des cérémonies religieuses dues à l'aumônier et à l'enfant de chœur, en les justifiant par un état d'émargement (mod. 108) ;

4° Les sommes acquises aux sœurs hospitalières, en les justifiant également par l'état d'émargement (mod. 108).

Ces bordereaux ou états d'émargement étant établis en deux expéditions, l'une est mise à l'appui du compte trimestriel en consommations, l'autre du compte mensuel des fonds d'avance. (Art. 465, 466, 467.)

Avances courantes aux gérants d'annexe.

Sur les fonds dont il dispose pour acquitter les dépenses précédentes, le gestionnaire de l'hôpital régional fait aux gérants des établissements annexes les avances nécessaires pour acquitter les dépenses analogues résultant de l'exécution du service courant, et ces avances sont inscrites sur un carnet auxiliaire de comptes courants en deniers (mod. 115), pour être centralisées en fin de mois dans les comptes en consommation de l'hôpital régional.

Délivrance de feuilles et d'indemnités de route aux sortants.

Par délégation du service de l'intendance (bureau des transports), le gestionnaire délivre des feuilles de route aux militaires sortants de l'hôpital, soit pour rejoindre leur corps, soit pour se rendre dans leurs foyers. De même que dans les corps de troupe, il détache les feuilles de route d'un registre à souche (mod. G); à l'aide du tarif des frais de route et des barèmes des distances kilométriques que fournit l'intendance, il solde les indemnités de route sur les fonds du service de santé existant en caisse. Le remboursement de ces indemnités à la caisse du gestionnaire est ordonnancé mensuellement par le service de l'intendance, sur la production du relevé des paiements effectués.

Avances de fonds au gestionnaire.

Pour acquitter toutes les dépenses ci-dessus, il est fait au gestionnaire de l'hôpital, sur le budget du service de santé, des avances de fonds mensuelles en rapport avec les dépenses prévues approximativement. Ces avances ne peuvent toutefois pas dépasser 20.000 francs à l'intérieur. Elles sont mandatées par le directeur du service de santé : la première avance, sur une demande du gestionnaire, appuyée d'une copie conforme de sa lettre de service ; la deuxième avance et les suivantes, sur de nouvelles demandes successives, subordonnées à la justification mensuelle de l'emploi de la dernière avance. (Art. 467.)

Justification des avances de fonds.

La justification mensuelle de l'emploi des avances de fonds est faite par la production au trésorier-payeur général du département des bordereaux de dépense en double expédition : l'une des expéditions, renfermant les factures quittancées et les autres pièces de dépenses, est conservée par le payeur à l'appui du mandat d'avance qu'il a soldé au gestionnaire; il retourne à celui-ci la deuxième expédition, après y avoir apposé son visa de vérification, pour être mise à l'appui du compte des objets de consommation, avec un duplicata des pièces justificatives de dépense. (Art. 469.)

Reliquat des avances.

Les dépenses qui dépassent le montant de la dernière avance de fonds sont reportées sur l'avance suivante ; et s'il y a un reliquat de l'avance, il est reversé au Trésor, sur un ordre de versement du directeur du service de santé. Les récépissés à talon de ces versements sont ensuite adressés au Ministre par le directeur ordonnateur.

Responsabilité des dépenses.

Les dépenses qui ne sont pas prévues par les dispositions permanentes du règlement du service de santé à l'intérieur engagent la responsabilité personnelle du gestionnaire, à moins qu'elles ne soient autorisées particulièrement par le Ministre, le général commandant le corps d'armée, le directeur du service de santé ou le médecin-chef, suivant leur importance. Un extrait conforme des autorisations écrites délivrées par ces autorités est alors annexé aux pièces de dépenses correspondantes.

Le gestionnaire est également responsable de la fixation des prix qu'il a été appelé à débattre et à consentir au mieux des intérêts du Trésor. (Art. 468.)

Ecritures de la comptabilité des fonds d'avance.

Le gestionnaire qui reçoit des fonds d'avance tient les registres suivants (notice 10) :

Aide-Mém. méd.-chef.   8

1° Le compte des avances de fonds ;

2° Le registre-journal des recettes et dépenses (mod. 115) ;

3° Le carnet des comptes courants en deniers avec les gérants d'annexes (mod. 115 *bis*) ;

4° Le carnet des achats sur place (mod. 80) ;

5° Le carnet à souche des reçus délivrés (mod. 94).

Vérification de la caisse des fonds d'avance.

Le médecin-chef exerce sa surveillance non seulement sur les achats directs, mais encore sur les actes financiers du gestionnaire, et, à cet effet, il procède de temps à autre à des vérifications de la caisse des fonds d'avance.

La vérification de la caisse consiste à établir la différence entre le total des recettes (colonne 6) et le total des dépenses (colonne 7) inscrites au registre-journal des comptes en deniers (mod. 115), après l'avoir arrêté *ne varietur* en toutes lettres, et à s'assurer que le numéraire existant dans la caisse représente le montant de cette différence.

CHAPITRE VII

ÉCRITURES

Classification des écritures.

Les écritures d'un hôpital militaire sont nombreuses ; pour s'y reconnaître ou en comprendre le mécanisme et la portée, il suffit de les classer méthodiquement, ainsi qu'il suit :

Écritures d'ordre intérieur.

De même que toute machine bien organisée est pourvue d'organes enregistreurs, qui permettent de se rendre compte à tout instant du travail exécuté, dans les hôpitaux militaires, tous les actes médicaux et administratifs ayant quelque importance sont, au moment où ils sont accomplis, enregistrés par les agents d'exécution.

L'enregistrement se fait sur des carnets, des livrets ou des registres, c'est-à-dire des souches, dont la contexture est déterminée par les principaux modèles que donne une nomenclature annexée au règlement du service de santé à l'intérieur.

La nomenclature de ces registres est également faite dans la notice 10 du même règlement.

Cette nomenclature a été reproduite ici en temps et lieu, à l'occasion des obligations particulières qui incombent au médecin-chef, aux médecins traitants, au pharmacien, au gestionnaire et aux infirmiers-majors dans leur service respectif ; elle se retrouve aussi dans les consignes réglant les travaux que les infirmiers ont à exécuter dans les différents locaux à destination spéciale. Un tel classement a l'avantage de faire savoir à qui appartient le soin ou la responsabilité de chaque enregistrement, et il n'y a pas lieu d'en refaire une nouvelle énumération dans ce chapitre.

Bien que la nomenclature des registres réglementaires paraisse longue, elle a été limitée au strict nécessaire; car on reconnaît dans la pratique hospitalière que, dans certains cas, il convient de tenir encore de petits carnets supplémentaires pour éclairer la gestion. Dans l'industrie, un carnet de travail est tenu dans tous les locaux où s'exécute une main-d'œuvre particulière, et il est utile de faire de même dans les locaux hospitaliers à destinations spéciales, où les travaux varient avec la destination.

Ecritures d'ordre extérieur.

Les autres écritures de l'hôpital sont d'ordre extérieur, c'est-à-dire qu'elles ont pour objet de satisfaire à des obligations imposées au service de santé de l'armée par les lois, les décrets, les instructions ministérielles, les règlements et par tous les autres services de l'armée.

Ces documents, très nombreux, ne sont en réalité que des comptes rendus récapitulatifs, embrassant des périodes déterminées du fonctionnement hospitalier, ou bien des comptes rendus particuliers, des procès-verbaux, des certificats, des factures, de simples avis ou même des demandes aux autorités compétentes, et tous ces documents ont pour base des faits accomplis du service hospitalier, qu'il suffit de relever dans les écritures intérieures. Les enregistrements qui s'exécutent au jour le jour dans les diverses branches du service sont donc les sources originelles des écritures extérieures ; si les premières manquent d'exactitude ou de fidélité, ces dernières seront inévitablement entachées des mêmes défauts, et une bonne comptabilité dépend avant tout de la manière de faire les enregistrements.

Pour assurer la régularité des comptes rendus, comme pour celle des enregistrements, au règlement du service de santé sont annexés les modèles des formules à employer.

Une énumération de tous les documents que doit fournir un hôpital au dehors est ici d'une utilité incontestable, et afin de faire comprendre la portée de chacun d'eux, il convient de les classer d'après leur destination ; c'est dans cet ordre de groupement que les nomenclatures suivantes sont établies.

Documents à fournir aux municipalités et aux familles.

1° Un avis télégraphique est adressé au maire de la commune où sont domiciliés les père, mère, tuteur ou proches parents des militaires hospitalisés, lorsqu'il s'agit de les faire prévenir qu'il y a danger de mort (mod. 64 *bis*, art. 280 *bis*) ;

2° Un avis télégraphique est adressé au maire de la commune où sont domiciliés les père, mère, tuteur ou proches parents des militaires hospitalisés, sans délai, pour annoncer le décès (mod. 65, art. 280 *bis*, 283) ;

3° Une déclaration de décès (mod. 66) est adressée dans les vingt-quatre heures à l'officier de l'état civil de la garnison, pour l'établissement de l'acte de décès. Si la mort résulte de blessures sur le champ de bataille ou dans un service commandé, il en est fait mention sur cette déclaration, aussi bien que sur le registre de décès (mod. 67, art. 285); dans toute autre circonstance, la mention de la cause du décès est interdite (art. 287, 288) ;

4° Un avis est envoyé à l'officier de la police judiciaire, toutes les fois qu'il y a eu mort violente ; l'inhumation ne peut avoir lieu que quand un permis a été délivré par cette autorité ;

5° Un extrait du registre des décès (mod. 68) est adressé au maire du dernier domicile du décédé. Si celui-ci était étranger ou appartenait à une famille habitant hors de France, l'extrait est envoyé au ministère de la guerre (bureau des archives), qui le transmet au ministère des affaires étrangères ;

6° Un état (mod. 102) pour le recouvrement des objets compris dans la succession d'un militaire décédé ; un certificat (mod. 103) pour le recouvrement des sommes inférieures à 50 francs ; enfin une note (mod. 104) indiquant les justifications à produire pour le recouvrement des sommes supérieures à 50 francs, sont envoyées au maire du dernier domicile, pour être remis aux héritiers (art. 454 et suivants, modifiés par décret du 16 juillet 1896) ;

7° En cas d'épidémie, un bulletin numérique indiquant la cause des décès observés est adressé au maire de la garnison (circ. minist. du 12 juin 1897).

Documents à fournir aux chefs de corps ou de service.

1° Un bulletin nominatif d'avis d'entrée à l'hôpital et de sortie (mod. 46) est envoyé : pour les militaires étrangers à la garnison, au président du conseil d'administration du corps ou au chef du service auquel appartiennent ces militaires.

Pour les troupes coloniales, il est envoyé au ministère de la guerre, 8° direction. (Circ. minist. du 25 février 1901.)

Pour les officiers en non-activité ou en réforme, et pour les anciens militaires jouissant d'une gratification, il est envoyé au sous-intendant militaire de leur subdivision territoriale.

Pour les anciens militaires pensionnés, il est envoyé au ministère des finances, direction de la dette inscrite.

Pour les marins en cours de route, il est envoyé au commissaire de marine du lieu de destination.

Pour les agents de la marine demi-soldiers ou réformés avec gratification, il est envoyé au ministère de la marine, bureau des invalides.

Au bulletin de sortie par guérison, évacuation, congé de convalescence ou congé de réforme, est toujours annexé le coupon médical détaché du billet d'hôpital. (Art. 206 - 266.)

2° Un état nominatif (mod. 61) des militaires de la garnison désignés à la visite du matin pour sortir de l'hôpital le lendemain est envoyé au chef de corps ou du détachement résidant dans la garnison, afin que les sortants puissent être ramenés directement au quartier par un gradé. (Art. 265.)

3° Un bulletin (mod. 46) avise sans délai le chef de corps ou de service lorsqu'il survient un décès parmi ses hommes en traitement à l'hôpital. (Art. 283.)

4° Un avis, en cas d'évasion de l'hôpital, est adressé sans délai au chef de corps ou du service auquel appartient l'évadé, ainsi qu'au commandant d'armes de la garnison. (Art. 278 - 279.)

5° Le billet d'hôpital des décédés ou des évadés, des factures d'expédition blanches et rouges, ainsi que les effets de grand et de petit équipement qui y sont énumérés, sont envoyés ultérieurement au conseil d'administration du corps d'origine. Si ce corps n'est pas dans la garnison, les factures et les effets sont remis au conseil d'administration d'un corps de la place désigné par le sous-intendant militaire. (Art. 451 - 452.)

Documents à fournir aux gouverneurs militaires, aux généraux en chef, ou à leurs délégués : le général commandant d'armes, le général commandant la subdivision territoriale et le major de la garnison.

1° Un rapport journalier (mod. 36) est adressé chaque matin au commandant d'armes, pour lui rendre compte du mouvement des malades, des épidémies, des accidents graves, des décès, des mutations dans le personnel de l'hôpital et des punitions infligées. (Art. 148 - 155.)

2° En cas de décès, un bulletin d'avis (mod. 46) est adressé au commandant d'armes ; l'heure de l'inhumation, fixée par le médecin-chef après entente avec la famille, y est indiquée.

3° Un avis de la sortie par guérison des militaires détenus est envoyé sans délai au commandant d'armes, afin que des ordres soient donnés pour le transfert et la garde des sortants. (Art. 227.)

4° Pour obtenir l'internement d'un aliéné dans un établissement spécial, il est adressé, au général commandant la subdivision territoriale, un dossier contenant un rapport médical du médecin traitant, un certificat de visite et de contre-visite, et un état signalétique et des services demandé d'urgence au corps d'origine.

5° Pour obtenir l'envoi d'un militaire à une station thermale ou aux bains de mer (le 1er mars et le 1er mai pour les saisons d'été, le 15 septembre et le 1er décembre pour les saisons d'hiver d'Amélie-les-Bains), un bordereau nominatif (mod. 71 et 72), contenant un certificat individuel (mod. 17), sont adressés au général commandant la subdivision territoriale. (Notice 18, art. 334, 335, 337, 338 et 342.)

6° Pour obtenir l'envoi d'un militaire en congé de convalescence, un certificat de visite et de contre-visite, accompagné d'un titre de congé, sont adressés au général commandant la subdivision territoriale. Le titre de congé est renvoyé à l'hôpital avec le visa du général. (Art. 143, 272.)

7° Pour obtenir l'examen d'un militaire par la commission départementale de réforme, un certificat de visite, s'il ne s'agit que d'une réforme temporaire ou définitive, et un certificat d'incurabilité, s'il s'agit d'une retraite, sont envoyés dans une liste de présentation au général commandant la subdivision territoriale.

8° En cas d'évasion, un avis est adressé sans délai au commandant d'armes, au major de la garnison et au commandant local de la gendarmerie. (Art. 178, 279.) En outre, dans les quarante-huit heures, un rapport d'enquête du médecin-chef est envoyé au commandant d'armes, indiquant les circonstances de l'évasion, les effets du service de santé emportés par l'évadé, ceux qu'il a laissés lui appartenant ou appartenant au corps d'origine. (Art. 279.)

Documents à fournir au directeur du service de santé de la région.

Quotidiennement :

1° Tous les matins, un rapport journalier (mod. 36) est adressé au directeur du service de santé de la région, pour lui rendre compte du mouvement des malades, des accidents graves, des affections contagieuses et épidémiques, des décès, des mutations du personnel militaire et des punitions infligées dans les vingt-quatre heures. (Art. 148, 155.)

Eventuellement :

2° Tous les cinq jours, un état des maladies épidémiques est envoyé en deux expéditions au directeur du service de santé, dont l'une est transmise au ministère de la guerre, 7e direction.

3° Un bulletin (mod. 36 *bis*) est adressé au directeur du service de santé à toute mutation concernant un des officiers attachés à l'hôpital.

4° Une demande de prolongation de séjour à l'hôpital pour tout militaire rayé de l'effectif soldé, qui ne peut immédiatement rentrer dans ses foyers, soit parce qu'il est impotent et ne peut encore voyager, soit parce qu'il a besoin d'un complément de traitement, est envoyée au directeur du service de santé. A cette demande sont annexés un certificat de visite et de contre-visite, ainsi qu'un état signalétique et des services, mentionnant une réforme, ou une gratification, ou une retraite. Les demandes de prolongation qui dépassent quinze jours sont transmises au ministère de la guerre, 7° direction.

5° Un bulletin de mutation (mod. 46) à la sortie des militaires ou marins rayés de l'effectif soldé, qui ont obtenu une autorisation de prolonger leur séjour à l'hôpital, est envoyé au directeur du service de santé, pour être transmis au ministère de la guerre, 7° direction. (Art. 276.)

6° Une demande d'évacuation individuelle ou collective, contenant des certificats de visite et de contre-visite, ainsi qu'un rapport médical motivant l'évacuation, est adressée au directeur du service de santé, pour les militaires hospitalisés qui ont besoin d'être évacués sur un autre hôpital. Le directeur transmet la demande avec son avis : au général en chef, si l'hôpital destinataire est dans la région, et au ministère de la guerre, 7° direction, s'il est hors de la région.

7° Une demande d'ordre de route est envoyée au directeur du service de santé, et transmise au général en chef, pour faire accompagner par un ou plusieurs infirmiers les malades qui ne peuvent voyager seuls au sortir de l'hôpital.

8° Un extrait du registre des décès (mod. 68), à l'occasion de chaque décès, est adressé au directeur du service de santé, pour être transmis au ministère de la guerre, bureau des archives. Par exception, la cause de la mort doit toujours être mentionnée sur cet extrait. (Art. 290.)

9° Une feuille nominale décomptée (mod. 118) pour tout malade traité à charge de remboursement est envoyée, dans les cinq jours qui suivent la sortie ou le décès, au directeur du service de santé ; après vérification, il la transmet à qui de droit, en vue du recouvrement à opérer. (Notice 14.)

10° En cas d'évasion, un duplicata du rapport d'enquête est adressé au directeur du service de santé. (Art. 278, 279).

11° En cas de perte et avarie, un procès-verbal, indiquant la valeur des objets perdus et les responsabilités (mod. 370), est envoyé dans les quarante-huit heures au directeur du service de santé, pour être transmis au ministère de la guerre, 7e direction. (Art. 396, 397.)

12° Après chaque opération de vaccination ou de revaccination, une situation (mod. 2) et un rapport (mod. 1, de la notice 3) sont envoyés au directeur du service de santé.

Mensuellement :

13° Le 1er de chaque mois, un état nominatif des militaires en traitement à l'hôpital depuis plus de trois mois (mod. 62) est adressé au directeur du service de santé, pour être transmis avec ses observations au ministère de la guerre, 7e direction. (Art. 271.)

14° Le 1er de chaque mois, un état nominatif des marins en traitement à l'hôpital depuis plus de trois mois (mod. 62) est adressé au directeur du service de santé, pour être transmis au ministère de la marine. (Lettre minist. du 18 janvier 1899.)

15° Le 1er de chaque mois, une situation mensuelle d'effectif des malades (mod. 37), faisant ressortir le nombre des malades, le nombre des journées de traitement, et un rapport sommaire sur le fonctionnement de l'hôpital, est adressée au directeur du service de santé, pour être transmise au ministère de la guerre, 7e direction. (Art. 148.)

16° Le 1er de chaque mois, un état nominatif (mod. 5) des officiers, des adjudants-élèves et des adjudants sous-officiers employés à l'hôpital, avec leurs mutations du mois précédent, est envoyé au directeur du service de santé. (Art. 25.)

17° Le 2 de chaque mois, un compte rendu statistique (mod. 9) est envoyé au directeur du service de santé, pour être transmis au ministère de la guerre, 7e direction. Ce compte rendu renferme : un état nominatif des militaires de l'armée active décédés, et de ceux qui sont entrés dans le mois pour une affection susceptible de revêtir un caractère épidémique; enfin, un rapport sur l'état sanitaire de la garnison et sur les opérations chirurgicales pratiquées dans le mois. (Art. 11 de l'instr. minist. du 9 juin 1888.)

18° Un bordereau récapitulatif, en double expédition, de toutes les sommes payées par le gestionnaire sur les fonds d'avances qu'il a reçus (mod. 109 *ter*), contenant les pièces justificatives de ces dépenses, est adressé au directeur du service de santé, en fin de mois, pour justifier par l'envoi au trésorier-payeur général de l'emploi des fonds mandatés. (Art. 469, 470 et notice 10.)

19° Une demande de fonds d'avance pour le mois courant est adressée au directeur du service de santé, après justification de l'avance précédente, pour obtenir un nouveau mandat sur le Trésor public. (Voir chapitre 6.)

20° Du 1ᵉʳ au 10 du mois, un bordereau énumératif (modèle 6), contenant les récépissés des versements au Trésor, est adressé au directeur du service de santé, pour être transmis au ministère de la guerre, 7ᵉ direction, où s'effectue le recouvrement. Décision ministérielle du 3 mars 1891, *B. O.*)

21° Le 20 du mois, une situation des dépenses engagées et des droits constatés des créanciers de l'hôpital, ainsi que les prévisions par chapitres budgétaires des fonds nécessaires pour le fonctionnement du service, pendant le mois suivant, est adressée au directeur du service de santé, pour être transmise, en vue des délégations de crédits, au ministère de la guerre, 7ᵉ direction. (Décision ministérielle du 27 décembre 1897, *B. O.*)

22° Le 5 du mois, le livret mensuel des consommations du mois précédent (modèle 116), appuyé des relevés d'alimentation et des bons particuliers résultant de l'exécution du service journalier, dans l'hôpital et ses annexes, est soumis à la vérification du directeur du service de santé, puis renvoyé à l'hôpital pour servir à l'établissement du compte trimestriel en consommation. (Art. 473, 479 et notice 10.)

23° En fin de mois, les factures d'achat aux adjudicataires et la copie des marchés qu'ils ont soumissionnés sont adressées au directeur du service de santé pour être acquittées directement par mandatements sur le Trésor public.

Trimestriellement :

24° Le compte trimestriel en journées (modèle 119) est adressé au directeur du service de santé, dans les vingt jours qui suivent le trimestre expiré, pour être transmis avant la fin du mois au ministère de la guerre, 7ᵉ direction. Il comporte la récapitulation des trois situations mensuelles des malades; la récapitulation des mouvements des malades par corps et service; un groupement des malades par classification budgétaire; enfin, le mouvement des officiers de garde, des infirmiers et des sœurs nourries à la dépense. Il est appuyé des contrôles nominatifs des malades par corps, des billets d'hôpital et des feuilles d'évacuation pour la vérification par le directeur, qui, après visa, les renvoie aux archives du gestionnaire. (Art. 486, 534.)

25° Le compte trimestriel en consommations (modèle 122), avec pièces justificatives, est envoyé au directeur du service de santé dans le mois qui suit le trimestre expiré et à chaque fin de gestion. Après vérification, le compte est arrêté par le directeur du service de santé et adressé au ministère de la guerre, 7ᵉ direction, en même temps que la comptabilité en deniers.

Les pièces justificatives qui comprennent la note du prix de journée de pharmacie, les trois livrets mensuels des entrées et sorties des denrées et objets de consommation, ainsi que les pièces à l'appui de ces derniers, sont renvoyées aux archives du gestionnaire. (Notice 10.)

26° Les procès-verbaux rapportés pendant le trimestre sont adressés au directeur pour être transmis avec son avis au ministère de la guerre, 7e direction.

27° Les feuilles nominales décomptées (modèle 118) des malades traités à charge de remboursement sont adressées à la fin de chaque trimestre en double expédition au directeur du service de santé. Après vérification, l'une des expéditions est transmise au ministère de la guerre, 7e direction; l'autre aux ministères, bureaux ou services dont relèvent les malades. (Notice 14.)

Le 1er trimestre comprend le mois de décembre de l'année précédente, avec les mois de janvier et février de l'année courante; le 2e trimestre, les mois de mars, avril et mai; le 3e trimestre, les mois de juin, juillet et août; le 4e trimestre, les mois de septembre, octobre et novembre.

Les fournitures spéciales et les frais de sépulture, qui ne sont pas compris dans les prix de journées, sont décomptés comme donnant lieu à un remboursement supplémentaire.

28° Un bordereau des livraisons du matériel du service de santé (modèle 17 *ter*), faites à titre gratuit aux corps de troupe, et des cessions ou imputations remboursables par voie de versements directs au Trésor public, ou par voie de virement à l'administration centrale, 7e direction, est adressé au directeur du service de santé à la fin de chaque trimestre, avec les pièces justificatives. Ces dernières sont, après vérification, renvoyées au gestionnaire de l'hôpital pour appuyer le compte-matières annuel.

Annuellement :

29° Un état nominatif des infirmiers qui ont suivi le peloton d'instruction est adressé au directeur du service de santé le 1er janvier, avec les notes de mérite de 0 à 20, en vue d'obtenir, pour les infirmiers suffisamment instruits, l'insigne distinctif du caducée et l'inscription au tableau d'avancement.

30° Un état nominatif des infirmiers de la profession de chauffeur-mécanicien est adressé au directeur du service de santé le 1er janvier, pour être transmis au ministère de la guerre, 7e direction, afin de les faire désigner pour suivre à Paris les cours pratiques de l'Ecole des mécaniciens, en vue de la conduite des machines à désinfecter ou de toute autre machine fonctionnant dans les hôpitaux militaires.

31° Un état des ouvriers civils employés par l'hôpital, donnant le relevé des accidents de travail survenus dans le cours de l'année écoulée, est envoyé en deux expéditions, le 1er janvier, au directeur du service de santé, pour être transmis au ministère de la guerre, direction du contentieux et de la justice militaire. (Dépêche ministérielle du 31 octobre 1894.)

32° Avant le 15 janvier, un relevé des dépenses que nécessitent le peinturage intérieur de l'hôpital et les réparations locatives pour l'année courante est adressé au directeur du service de santé, pour être transmis au ministère de la guerre, 7e direction, en vue d'obtenir une part des allocations budgétaires annuelles en rapport avec les besoins de l'établissement.

33° Le 1er septembre, un état des améliorations ou des extensions que comportent les constructions de l'hôpital (modèle T) est adressé en trois expéditions au directeur du service de santé, pour être transmis au général en chef. (Instruction ministérielle sur les casernements.)

34° La statistique médicale de l'hôpital est adressée au directeur du service de santé, le 1er février, si l'hôpital est situé en France; le 15 février, s'il est en Algérie ou en Tunisie. Cette statistique comporte un état (modèle 10) donnant le mouvement général des malades par mois et par corps de troupe, avec un rapport conforme à celui des inspections générales sur l'état sanitaire de la garnison, sur les principales méthodes thérapeutiques employées, et sur les opérations pratiquées dans l'armée. (Instructions ministérielles du 9 juin 1888 et du 11 décembre 1891.)

35° Le 1er avril, les six comptes suivants sont adressés au directeur du service de santé, qui, après sa vérification, les transmet au ministère de la guerre, 7e direction. (Notice 10) :

a) Le compte annuel en journées (modèle 120) récapitule les quatre comptes trimestriels en journées et sert de base à l'établissement du compte général annuel en journées du corps d'armée, par le directeur du service de santé ;

b) Le compte annuel en consommations (modèle 124) récapitule les quatre comptes trimestriels en consommations et fait ressortir le prix moyen de la journée de traitement par catégorie de malades ;

c) Le compte annuel de destination des effets des décédés et des évadés (modèle 125), appuyé des factures d'expéditions aux corps de troupe, ainsi que des récépissés des héritiers, des receveurs des postes, des directeurs de caisses d'épargne et des agents du Trésor, auxquels ont été faits des versements, des remises d'effets, de papiers ou de valeurs, ayant appartenu à des décédés ou à des évadés. (Art. 451 à 462) ;

d) Le compte annuel de gestion en matières, conforme au règlement général sur la comptabilité-matières du département de la guerre, auquel sont annexés les bordereaux trimestriels (modèle 117 *ter*), renfermant les pièces justificatives qui ont servi à l'inscription des entrées et des sorties aux registres-journaux et au compte de gestion ;

e) Le compte annuel des médicaments et des accessoires de pharmacie (modèle 136), appuyé des pièces d'entrée et de sortie. (Notice 10) ;

f) Le compte annuel des réactifs et des accessoires de laboratoire (modèle 137), avec l'inventaire de fin d'année. (Notice 10.)

36° Avant l'inspection générale annuelle, un état des objets proposés pour la réforme (modèle 92) est adressé au directeur du service de santé en trois exemplaires.

37° Après l'inspection générale annuelle, un état d'emploi (modèle 93) des objets dont la réforme a été prononcée par l'inspecteur général délégué du Ministre de la guerre (art. 426, 427 et 531) est soumis au directeur régional du service de santé.

Documents à fournir aux directions et bureaux du ministère de la guerre.

Eventuellement :

1° Un télégramme officiel, en cas de décès d'un officier affecté au service de l'hôpital, est envoyé directement par le médecin-chef à la 7° direction.

2° A chaque décès, un extrait (modèle 68) du registre des décès, avec indication de la cause du décès, est adressé par la voie hiérarchique au bureau des archives du ministère, document mentionné plus haut sous le n° 8. (Art. 290.)

3° A chaque livraison de matériel du service de santé aux troupes coloniales, un duplicata de la facture décomptée est adressé par la voie du directeur régional à la 7° direction, qui en poursuit le remboursement par virement. (Circulaire ministérielle du 25 février 1901.)

4° Les feuilles nominales décomptées (modèle 118) concernant les officiers, sous-officiers et soldats des troupes coloniales, sont, dans les cinq jours qui suivent la sortie ou le décès, adressées par la voie du directeur régional à la 8° direction; document mentionné plus haut sous le n° 9. (Circulaire ministérielle du 25 février 1901.)

5° Les documents, portant ci-dessus les numéros 2, 4, 5,

6, 9, sont transmis par la voie du directeur régional à la 7ᵉ direction.

Mensuellement :

6° Un relevé mensuel du matériel du service de santé délivré aux troupes coloniales à titre de cessions remboursables est adressé par la voie du directeur régional à la 8ᵉ direction. (Circulaire ministérielle du 25 février 1901.)

7° Les documents portant ci-dessus les numéros 13, 16, 20, 21 sont transmis par la voie du directeur régional à la 7ᵉ direction.

Trimestriellement :

8° Un exemplaire des feuilles nominales décomptées (modèle 118) afférentes au dernier trimestre écoulé est adressé par la voie du directeur régional à la 7ᵉ direction, qui en poursuit le remboursement par virement.

Une deuxième expédition des feuilles nominales décomptées afférentes au dernier trimestre écoulé et concernant les hommes des troupes coloniales est adressée par la voie du directeur régional à la 8ᵉ direction.

Ces documents sont mentionnés plus haut sous le n° 27.

Annuellement :

9° Les documents portant ci-dessus les numéros 30, 31, 32, 34 et 35 sont transmis par la voie du directeur régional à la 7ᵉ direction.

Documents à fournir aux bureaux et cadres du ministère des finances.

1° Un bulletin nominatif (modèle 46) d'avis d'entrée, de sortie ou de décès, pour tous les anciens militaires des armées de terre et de mer, ainsi que pour tous anciens agents de la marine, jouissant d'une pension de retraite, est envoyé dans les cinq jours par la voie du directeur régional au bureau de la dette inscrite. (Art. 206, 266.)

2° Des feuilles nominales décomptées (modèle 118) concernant les anciens militaires des armées de terre et de mer, ainsi que les anciens agents de la marine, jouissant d'une pension de retraite, sont envoyées dans les cinq jours qui suivent leur décès ou leur sortie de l'hôpital, par la voie du directeur régional, au bureau de la dette inscrite. (Notice 14.)

Une deuxième expédition de ces feuilles est adressée, par la même voie au même bureau, dans les cinq jours qui suivent l'expiration des trimestres. Ces documents sont mentionnés plus haut sous les numéros 27 et 9.

3° En fin de mois, ou plus souvent, selon les besoins de fonds, la justification de l'emploi de la dernière avance de fonds, par un bordereau des dépenses, en deux expéditions, contenant en original et en duplicata les factures, les feuilles d'émargement ou toutes autres pièces de dépenses quittancées, est adressée par la voie du directeur régional du service de santé à la trésorerie générale du département, et, s'il y a lieu, avec le reliquat de l'avance. (Art. 469.)

Documents à fournir aux bureaux du ministère de la marine.

1° Un bulletin nominatif (modèle 46) d'avis d'entrée, de sortie ou de décès, pour tous les fonctionnaires et agents de la marine en activité de service, pour les demi-soldiers et les réformés avec gratification, est envoyé au ministère de la marine, bureau des Invalides. (Art. 206, 266 et circulaire ministérielle du 25 juillet 1900.)

2° Des feuilles nominales décomptées (modèle 118) concernant les marins en cours de route, les fonctionnaires ou agents de la marine en activité de service, les demi-soldiers et les réformés avec gratification sont envoyées aussitôt après la sortie ou le décès par la voie du directeur du service de santé au ministère de la marine, bureau des Invalides. Une deuxième expédition de ces feuilles est adressée par la même voie, au même bureau, dans les cinq jours qui suivent l'expiration d'un trimestre normal. Ces documents sont mentionnés plus haut sous les numéros 27 et 9.

3° Le 1ᵉʳ de chaque mois, un état nominatif des marins en traitement à l'hôpital depuis plus de trois mois (modèle 62) est adressé par la voie du directeur régional du service de santé au ministère de la marine, bureau des Invalides. (Lettre ministérielle du 18 janvier 1899.) Ce document a été mentionné plus haut sous le numéro 14.

Documents à fournir au gouverneur général de l'Algérie.

1° Les feuilles nominales décomptées (modèle 118), concernant les fonctionnaires, les employés des administrations civiles et les colons de l'Algérie, sont envoyées dans les cinq jours de la sortie, ou du décès, au gouverneur général de l'Algérie, pour être remboursées par voie de virement à l'administration centrale du service de santé. (Circulaire ministérielle du 25 février 1901.) Ce document est mentionné plus haut sous les numéros 27 et 9.

TABLE DES MATIÈRES

CHAPITRE III.

BATIMENTS ET LOCAUX A DESTINATIONS SPÉCIALES.

CHAPITRE IV.

MATÉRIEL.

Paris et Limoges. — Imp. milit. Henri CHARLES-LAVAUZELLE.

9 782014 037852